Wer mit dem Rauchen aufhören will, hat oft zwei Sorgen: Wie behalte ich beim Ausstieg aus der Sucht die Kontrolle über das, was mir geschieht? Und wie kann ich die scheinbar zwangsläufige Gewichtszunahme vermeiden? Die »Köpfchen«-Methode bietet eine Lösung: Mit ihrer Hilfe gelingt die Veränderung der Einstellung zu Sucht und Genuß, und es wird verhindert, daß Essen zur Ersatzdroge wird. Dies geschieht nicht durch Psycho-Tricks, sondern mit klarem Verstand. Für alle Raucherinnen und Raucher, deren Bedürfnissen sämtliche Methoden der Entwöhnung bisher nicht gerecht wurden, weil sie rauchfrei werden *und* schlank bleiben möchten.

Peter Lindinger, geboren 1960, Psychologe und selbst ehemaliger Raucher, arbeitet seit über zwölf Jahren in der Raucherentwöhnung sowie als Berater für Institutionen des Gesundheitswesens und Unternehmen.

Im Fischer Taschenbuch Verlag erschien im März 2004 »Lust und Last des Rauchens« (Bd. 16240).

Unsere Adresse im Internet: www.fischerverlage.de

Peter Lindinger

Nichtrauchen und trotzdem schlank!
Die Methode mit Köpfchen

Fischer Taschenbuch Verlag

Für Joshua

4. Auflage: Juni 2004

Originalausgabe
Veröffentlicht im Fischer Taschenbuch Verlag,
einem Unternehmen der S. Fischer Verlag GmbH,
Frankfurt am Main, April 2000

© Fischer Taschenbuch Verlag GmbH, Frankfurt am Main 2000
Redaktion: Tino Heeg
Gesamtherstellung: Clausen & Bosse, Leck
Printed in Germany
ISBN 3-596-14631-3

Inhalt

Vorwort   7

Die Vorbereitungsphase
1. Will ich überhaupt aufhören?   11
2. Leichtes Handgepäck für den Direktausstieg   18
3. *Wer nimmt warum und wieviel zu?*   21
4. Die Logik des Rauchers   25
5. Phasen und therapeutische Ansätze in der Raucherentwöhnung   26
6. Rauchen als Politikum   29
7. *Einen Puffer schaffen und die Vitamindepots auffüllen*   31
8. Die angeblichen Wundermethoden   33
9. Vom Ausbrüten des Ausstiegs – Die Stadien der Raucherkarriere   36
10. Der akademische Streit: langsam reduzieren oder gleich ganz aufhören?   41
11. Rauchen als Sucht   44
12. Nikotin – eine ölige und gelbliche Flüssigkeit   50
13. Schwierigkeiten ohne Ende   52
14. Der Blick in den Spiegel und weitere Motivationshilfen   63
15. Vom rechten Umgang mit Verlangensattacken   68
16. *Bloß keine Diät – dafür ein neues körperliches Gleichgewicht*   73
17. Entspannung am Beispiel der Progressiven Muskelentspannung nach Jacobson   76
18. *Gutes Körpergefühl durch gutes Essen*   78

19. Weil es unbedingt sein muß: Übungen und Tips zum Aufhören	**80**
Die Ausstiegsphase	
20. Abschied nehmen	**89**
21. Das Märchen vom Entzug – die erste rauchfreie Woche	**92**
22. Der Genuß der Rauchfreiheit	**96**
23. *Erwünschte Nebenwirkungen von Nikotinsubstitution*	**98**
24. Die lieben Nächsten	**99**
25. *Ausdauertraining und der Zustand der Glückseligkeit*	**103**
26. Vom freiwilligen Katastrophensammeln	**103**
27. *Der ewige Hunger*	**105**
28. Die Illusion der Kontrolle	**107**
29. Ausrutscher und Rückfälle	**108**
30. Das Ende einer Karriere	**109**
31. Mehr Luft, erhöhte Genußfähigkeit und gesteigerte Aktivität	**111**
Anhang	**113**

Vorwort

Dieses Buch wendet sich besonders an diejenigen Raucher, die befürchten, nach einer Entwöhnung nicht mehr schlank zu sein (oder noch weniger einem Schlankheitsideal zu entsprechen). Es verfolgt dabei einen geradezu anti-diätischen Ansatz: Das neue körperliche Gleichgewicht soll über die positiven Prozesse »Erhöhte Genußfähigkeit« und »Gesteigerte Aktivität« erreicht werden. Eine ganz entscheidende Rolle spielt dabei die zeitliche Entkoppelung der Gewichtsstabilisierungsphase von der »heißen« Entwöhnungsphase: Der Leser lernt, sich entweder vor dem Ausstieg um sein Gewicht zu kümmern (im Kapitel »Einen Puffer schaffen«) oder erst im Anschluß an die heiße Entwöhnungsphase (u.a. im Kapitel »Ausdauertraining und der Zustand der Glückseligkeit«). Die Stabilisierung des neuen Gleichgewichts wird dabei als gewinnbringendes Langzeitprojekt verstanden.

Erste Priorität hat jedoch das Thema Raucherentwöhnung. Erwarten Sie deshalb keine Rezepte für kalorienarme Mahlzeiten oder andere ernährungstechnische Maßnahmen. Dieses Buch soll Ihnen dabei helfen, Ihre Haltung und Ihre Einstellung zu diesen Themen zu verändern und Ihre Selbststeuerungspotentiale zu stärken. Die Kapitel, die sich in erster Linie an die gewichtsbesorgten Raucher wenden, wurden im Inhaltsverzeichnis *kursiv* gekennzeichnet. Dies dient auch der Orientierung für jene Raucher, die eine Entwöhnung planen, jedoch keine Gewichtsprobleme befürchten. Sie können diese Kapitel überspringen.

Der vorliegende Leitfaden will und kann keinen *easy way*, keinen leichten Weg versprechen. Meiner Erfahrung nach ist der Ausstieg aus dem Rauchen eben so schwer, wie das in Anbetracht der individuellen Raucherkarriere zu erwarten ist. Fast alle Raucher, mit denen ich gearbeitet habe, fanden die Entwöhnung im nachhinein jedoch leichter oder viel leichter, als sie erwartet hatten.

Dieses Buch bietet Rauchern breite Informationen zur Vorbereitung, Motivation und Ausstiegsberatung sowie strategische Hilfen und Tips für den Notfall und bei eventuellen Ausrutschern. Die Leser müssen nicht erst alles durchlesen, bevor sie mit dem Rauchen aufhören: Dieses Buch ist so aufgebaut, daß die Vorbereitungsphase bis zum Kapitel »Abschied nehmen« abgeschlossen sein soll; bis dahin können sich die Entwöhnungswilligen rauchend auf das Nichtrauchen vorbereiten. Ich schlage als Zeitrahmen für die Vorbereitungsphase zwei bis drei Wochen vor. Mit Beginn der Ausstiegsphase sollen die Leser sich wie Nichtraucher verhalten. Zu diesem Zeitpunkt haben Sie einen Puffer geschaffen, der Sie in den ersten 10 bis 14 Tagen vor dieser gefürchteten Doppelbelastung – nicht rauchen und beim Essen bremsen – schützt.

Die Ankündigung, mit Einstieg in die Ausstiegsphase Nichtraucher zu sein, ist kein Versprechen, sondern ein Arbeitsziel. Inhaltlich und sprachlich wurde Wert darauf gelegt, daß diese Arbeit manchmal sogar Spaß macht – so wie Nichtrauchen meistens Spaß macht. Wenn einzelne Leser aber bereits vorher aufhören wollen, erhalten diese hiermit nicht nur die offizielle Erlaubnis, sondern im Kapitel »Leichtes Handgepäck für den Direktausstieg« auch das notwendige Rüstzeug – sozusagen die Light-Version.

Natürlich ist der Ausstiegsprozeß mit dem Erreichen der Zigarettenabstinenz nicht abgeschlossen, insbesondere dann nicht, wenn »schlank bleiben« angestrebt wird. In den nachfolgenden Kapiteln bildet deshalb die Konzentration auf positive Prozesse und Entwicklungen nach dem Ausstieg einen Schwerpunkt. Das Motto »Mehr Luft, erhöhte Genußfähigkeit und gesteigerte Aktivität« steht quasi als Leitthema für diesen Schwerpunkt. Ein zweiter Schwerpunkt liegt auf der Impfung gegen innere Krisenzeiten (z.B. im Kapitel »Vom freiwilligen Katastrophensammeln«) und äußere Rückfallgefahren (»Die lieben Nächsten«). Im Anhang finden Sie Kontaktadressen für weitergehende Hilfestellungen (so die Telefonnummern zweier »Rauchertelefone«) und eine Liste mehr oder weniger empfehlenswerter Bücher.

Warum jemand raucht oder damit angefangen hat, spielt für diesen Ansatz keine Rolle und wird folglich auch nicht angesprochen. Es gibt auch keine »Anweisungen«, die unbedingt befolgt werden müssen, um Erfolg zu haben. Rauchen ist ein sehr individuelles Geschehen, und insofern muß eine Ausstiegsberatung individuell aufgebaut sein. Unterschiedliche Ansätze wirken bei einzelnen Personen unterschiedlich. Es ist also ganz natürlich, wenn für manche Leser einige Passagen nur von oberflächlichem Interesse sind – vielleicht wird ein anderer sich gerade in diesen Kapiteln wiederfinden. Bei den Tips und Hilfen für den Ausstieg und zur Vermeidung von Gewichtszunahme sollte deshalb nach dem Speisekarten-Prinzip vorgegangen werden: Der Leser wählt aus den angebotenen Strategien diejenigen aus, die zu ihm passen, die ihm vielversprechend erscheinen und auf die er Lust hat.

Von Herzen Dank sagen will ich Sabine Mülhaupt, meiner wunderbaren Frau, die mir bei den Passagen über die Gewichtsprobleme mehr als hilfreich zur Seite stand.

Die Vorbereitungsphase

1. Will ich überhaupt aufhören?

In diesem Kapitel finden sich einige Ausführungen zu der Frage, ob ich wirklich aufhören will und – davon abgeleitet – ob ich überhaupt dazu in der Lage bin, diese Frage unvoreingenommen zu beantworten.

Praktisch alle Raucher entwickeln ab einem bestimmten Punkt in ihrer Raucherkarriere ein gemischtes Verhältnis zu ihrem Zigarettenkonsum. Sie haben sich dieses Buch gekauft (oder halten es in der Hand), also denken Sie zumindest hin und wieder über eine Veränderung Ihres Rauchverhaltens nach! Zum Rauchen haben wir ein ambivalentes Verhältnis – beim Rauchen beobachten wir das simultane »eigentlich rauche ich gerne« und das »eigentlich will ich schon lange damit aufhören«. Seien Sie also beruhigt – es geht nicht nur Ihnen so.

Es gibt Aspekte, die eher für das Rauchen sprechen (es hilft niemandem, das zu leugnen) – ganz gewiß fallen aber jedem eine Menge Nachteile des Rauchens ein. Für die folgenden Überlegungen ist das subjektiv wahrgenommene Verhältnis von Vor- zu Nachteilen besonders wichtig: Wenn die Vorteile des Rauchens überwiegen, macht das Aufhören keinen Sinn; erst wenn die Nachteile überwiegen, wird der Raucher sich intensiv mit Aufhörplänen beschäftigen. Es überrascht Sie vielleicht, daß ich sehr wohl Vorteile des Rauchens sehe. Diese Vorteile sind natürlich subjektiv und teilweise illusorischer Natur, aber sie sind für den einzelnen existent und handlungsrelevant.

Um Ihnen eine Entscheidungsfindung zu erleichtern, schlage ich Ihnen einen Kosten-Nutzen-Vergleich vor. Lassen Sie sich von mir an die Hand nehmen und bearbeiten Sie den folgenden Fragebogen!

Unten finden Sie fünf Äußerungen, die sich auf den *Nutzen* des Rauchens beziehen; geben Sie bei jeder Äußerungen an, wie stark Sie dieser Äußerung zustimmen (1 bedeutet: ich stimme gar nicht zu, 4 bedeutet einen mittleren Zustimmungsgrad, 7 bedeutet: ich stimme voll und ganz zu).

Der Nutzen des Rauchens

1) Mir schmeckt jede einzelne Zigarette so richtig gut. *2*

2) Wenn ich mich in einer schwierigen Situation befinde, hilft mir das Rauchen. *5*

3) Durch das Rauchen kann ich mich gut entspannen. *4*

4) Rauchen ist einfach angenehm und gemütlich. *3*

5) Für mich ist Rauchen wie eine Belohnung. *2*

Zählen Sie zusammen;
so viele Punkte bringt Ihnen Rauchen: *16*

Jetzt kommen fünf Äußerungen, in denen die *Kosten* des Rauchens im Vordergrund stehen; geben Sie jeweils an, wie stark die einzelnen Kostenfaktoren bei Ihnen eine Rolle spielen (1 bedeutet wieder: ich stimme gar nicht zu, 7 bedeutet, ich stimme voll zu)

Die Kosten des Rauchens

1) Ich fühle mich abhängig vom Rauchen,
und das macht mir zu schaffen.   7

2) Rauchen kann ganz schön lästig sein.   7

3) Das Rauchen kostet mich eine Menge Geld. 7

4) Ich fühle mich körperlich nicht mehr so wohl. 7

5) Ich mache mir manchmal ganz schön Sorgen
wegen des Rauchens.   7

Zählen Sie wieder zusammen: 35

Soviel kostet Sie das Rauchen. Vergleichen Sie die beiden Zahlen. Wie sieht Ihre Bilanz aus? Wo sind mehr Punkte zusammengekommen? Zugegeben, die Äußerungen wurden etwas manipuliert, um die Kosten des Rauchens stärker in den Vordergrund zu stellen – aber das macht die Gegenseite nicht anders. Oder haben Sie schon einmal einen Werbespot für Zigaretten gesehen, in dem nicht eitel Sonnenschein geherrscht hat?

Wenn Ihre Bilanz jetzt so aussieht, daß die Pluspunkte des Rauchens überwiegen? Dann haben Sie zwei Möglichkeiten: Sie sind noch nicht reif für den Ausstieg und gehen besser weiterhin zum Automaten, bevor Sie im richtigen Karrierestadium sind. Dieser Ratschlag ist durchaus ernst gemeint, denn für die meisten Unternehmungen in unserem Leben gibt es eine »erfüllte Zeit«. Wenn es dann soweit ist, macht sich diese erfüllte Zeit schon bemerkbar. Legen Sie also dieses Buch auf die Seite und sammeln Sie einfach weiter unangenehme Erlebnisse mit und um die Zigarette.

Die zweite Möglichkeit besteht darin, dieses Buch einfach weiterzulesen und dabei offen zu sein für die enthaltenen Anregungen. Nach der Lektüre sollten Sie dann diesen Fragebogen erneut ausfüllen. Es ist zwar nicht meine Absicht, Sie zu einem Aufhörversuch zu überreden, aber wenn die Lektüre einen bereits vorhandenen Impuls unterstützen könnte, wäre ich darüber sicher nicht traurig. Die Entscheidung, ob und wann Sie mit dem Rauchen aufhören wollen, kann ich Ihnen allerdings nicht abnehmen. Um noch mal auf die Ambivalenz zurückzukommen, hier noch ein kleiner Denkanstoß: Jetzt haben Sie doch noch so lange geraucht, obwohl Sie schon längst Nichtraucher sein wollten; rauchen Sie doch einfach mal nicht mehr, obwohl Sie vielleicht gerne noch Raucher wären.

Auch wenn Ihnen das alles zunächst wie ein unüberwindbarer Berg vorkommt – beginnen Sie mit Ihrem ersten Schritt. Die Zigarettenindustrie lebt hervorragend davon, daß sich viele Raucher endlos darüber beklagen, mit welchen Schwierigkeiten die Aufgabe des Rauchens verbunden ist, ohne eine klare Entscheidung gegen das Rauchen zu treffen und ohne einen ernsthaften Versuch zum Nichtrauchen zu unternehmen. Also, wagen Sie den nächsten Schritt, aber stellen Sie sich nicht gleich einen unendlich langen Marsch vor – einen Elefanten essen Sie auch in kleinen Stücken!

Konkret bedeutet dies für Sie, daß Sie die nächsten 24 Stunden eine Raucherkarte führen sollen: Rauchen Sie also so normal wie möglich und führen Sie dabei Buch. Sie müssen jedoch unbedingt darauf achten, daß Sie die entsprechende Eintragung machen, bevor die Zigarette brennt.

Raucherkarte für: _____   **Datum:** _____

(Wichtig: immer erst eintragen, dann rauchen!)

	Uhrzeit	Ort	Rauchen Sie alleine/ zusammen	Grad der Begierde 0 = gering 5 = stark	Stimmung: ++ / + / o / – / – –	Stichwort zur Stimmung/Situation
1	__:__	_____	☐ / ☐	____	____	_____
2	__:__	_____	☐ / ☐	____	____	_____
3	__:__	_____	☐ / ☐	____	____	_____
4	__:__	_____	☐ / ☐	____	____	_____
5	__:__	_____	☐ / ☐	____	____	_____
6	__:__	_____	☐ / ☐	____	____	_____
7	__:__	_____	☐ / ☐	____	____	_____
8	__:__	_____	☐ / ☐	____	____	_____

(Wichtig: immer erst eintragen, dann rauchen!)

Uhrzeit	Ort	Rauchen Sie alleine/ zusammen	Grad der Begierde 0 = gering 5 = stark	Stimmung: ++ / + / o / – / – –	Stichwort zur Stimmung/Situation
9 __:__	_____	☐ / ☐	_____	_____	_____
10 __:__	_____	☐ / ☐	_____	_____	_____
11 __:__	_____	☐ / ☐	_____	_____	_____
12 __:__	_____	☐ / ☐	_____	_____	_____
13 __:__	_____	☐ / ☐	_____	_____	_____
14 __:__	_____	☐ / ☐	_____	_____	_____
15 __:__	_____	☐ / ☐	_____	_____	_____
16 __:__	_____	☐ / ☐	_____	_____	_____
17 __:__	_____	☐ / ☐	_____	_____	_____
18 __:__	_____	☐ / ☐	_____	_____	_____

19 —:—	20 —:—	21 —:—	22 —:—	23 —:—	24 —:—	25 —:—	26 —:—	27 —:—	28 —:—	29 —:—	30 —:—

Ich hoffe, die 30 Felder haben Ihnen gereicht! Analysieren Sie jetzt Ihre Raucherkarte: Zu welchen Zeiten rauchen Sie besonders viel, und wann kommen Sie stundenlang ohne aus? Wie oft haben Sie bei »Grad der Begierde« eine 4 oder eine 5 eingetragen? Wie schwer ist es Ihnen gefallen, die Eintragung immer vorher zu machen? Rauchen Sie eher, wenn es Ihnen gutgeht, oder eher, wenn es Ihnen nicht gutgeht?

Sollten Sie sich darüber wundern, wie wenige Zigaretten wirklich dringend waren, kann ich Ihnen dazu sagen, daß auch Starkrauchern nur 4 bis 6 Zigaretten pro Tag so richtig wichtig sind. Die restlichen Zigaretten müssen einfach dazugeraucht werden, um von den wenigen »etwas zu haben«. Nein, diese überflüssigen Zigaretten können Sie nicht vergünstigt von der Zigarettenindustrie beziehen.

2. Leichtes Handgepäck für den Direktausstieg

Ich will nicht den Fehler machen und Sie mit diesen vielen Seiten quälen, wenn Sie fest dazu entschlossen sind und lieber morgen als übermorgen aufhören möchten. Hier finden Sie in Stichworten und als Anordnungen die notwendigen Schritte zu einem zügigen Sofortausstieg.

Zuerst arbeiten wir deshalb auf die konkrete Planung dieses Entwöhnungsversuchs hin. Dabei ist Ihre Entschlossenheit eine der wichtigsten Voraussetzungen für den Erfolg. Wenn Sie sich ganz im Ernst zutrauen, unverzüglich und auf eigene Faust aufzuhören, stehen Sie erneut vor einer Entscheidung: Wollen Sie lieber gleich morgen oder besser innerhalb der nächsten 4 Tage aufhören? Wir sollten also jetzt gemeinsam Ihren ersten rauchfreien Tag festlegen:

_____

Als nächstes sammeln Sie Ihre persönlichen und emotional bedeutsamen Gründe, die dafür sprechen, mit dem Rauchen aufzuhören. Das entsprechende Datenblatt finden Sie auf den Seiten 64 bis 67.

Entscheidend für Ihr Vorhaben sind jetzt realistische Erwartungen an die Schwierigkeiten des Rauchstopps: Es ist nicht ganz einfach, aber auch nicht unendlich schwierig! Wenn es uns gelingt, diese Schwierigkeiten konkret zu benennen, haben wir die notwendige Basis geschaffen, um konkrete Maßnahmen zur ihrer Überwindung zu ergreifen. Dabei kann es sehr hilfreich sein, sich an Nichtrauchern zu orientieren: Wenn Sie also Angst davor haben, hinterher übermäßig nervös zu sein, sollten Sie darauf achten, was denn Ihre nichtrauchenden Kollegen/Freunde machen, wenn diese nervös sind. Eventuell haben Sie bereits in Betracht gezogen, Nikotinsubstitution zur Unterstützung zu benutzen. Dazu will ich Sie auch ermutigen: Die Erkenntnisse der in diesem Feld tätigen Wissenschaftler weisen darauf hin, daß sich durch die Hinzunahme dieser medikamentösen Entwöhnungskomponenten die Erfolgsaussichten verdoppeln. Details zu Nikotinsubstitution finden Sie ab Seite 92.

Für diese spezielle Gruppe der Leser, die es mit dem Ausstieg eilig haben, möchte ich die Entzugssymptome entdramatisieren: Die überwiegende Mehrzahl der Raucher, die mit einem gut vorbereiteten Konzept Nichtraucher wurden, berichten, daß es leichter war als erwartet.

Machen Sie sich als nächstes an die konkrete Gestaltung des ersten rauchfreien Tages. Natürlich sollten Sie in einer völlig rauchfreien Umgebung aufwachen (Zigarettenschachteln, Feuerzeuge und Aschenbecher entsorgen oder vernichten). Sie sollten auch keine weggeschlossenen Zigaretten für eventuelle Notfälle bereithalten – diese Zigaretten provozieren garantiert einen Notfall.

Planen Sie Ihre Aktivitäten für diesen Tag gründlich durch, und suchen Sie in Ansätzen schon nach einer guten Balance zwischen Entspannung/Ruhe und Aktion/Bewegung.

Wie können Sie nun mit Verlangensattacken umgehen? Ganz wichtig sind hier die mentalen Bewältigungsstrategien wie Gedankenstopp und Aufmerksamkeitsverlagerung (Details ab Seite 69). Im Mittelpunkt steht dabei die Verlagerung der Aufmerksamkeit: Wenden Sie Ihre Aufmerksamkeit von dem Verlangen nach einer Zigarette ab – es hilft Ihnen nicht weiter, sich auszumalen, wie schön etwas wäre, das Sie nicht mehr machen wollen! Richten Sie Ihre Gedanken auf die Vorteile, die daraus resultieren, daß Sie nicht rauchen: Zunehmend können Sie wieder frei durchatmen. Ihr Geruchs- und Geschmackssinn verbessert sich wieder. Sie fühlen sich schon bald rundherum wohler – und noch andere positiven Veränderungen lassen nicht lange auf sich warten. Das Verlangen zu rauchen wird vorübergehen – und zwar ziemlich rasch, wenn Sie nicht rauchen!

Ihr soziales Umfeld kann Ihnen zusätzlichen Rückhalt bieten, wenn Sie sich outen: Kündigen Sie im Freundes- und Kollegenkreis an, daß Sie ab übermorgen Nichtraucher sind, und teilen Sie mit, wie man sich Ihnen gegenüber am besten verhalten soll. Möchten Sie lieber ganz in Ruhe gelassen werden mit Ihrem neuen Dasein oder bevorzugen Sie rege Anteilnahme?

Hier finden Sie den 7-Punkte-Leitfaden für Ihren Sofortausstieg:

Der 7-Punkte-Leitfaden für den Sofortausstieg

1) Das Datum für den Ausstieg steht – und dabei bleibt es. Wenn Sie Angst vor den körperlichen Begleitumständen haben, gehen Sie sofort in die Apotheke und setzen Sie zur Unterstützung Nikotinsubstitution ein.

2) Beschäftigen Sie sich praktisch und mental, damit Sie nicht so oft ans Rauchen denken müssen!

3) Trinken Sie – soviel wie möglich! Halten Sie stets eine Flasche Mineralwasser bereit, und trinken Sie ab und zu in großen Schlucken davon.

4) Halten Sie sich in Bewegung. Laufen Sie, steigen Sie die Treppen, reißen Sie zu Hause die Fenster auf und inhalieren Sie tief!

5) Bringen Sie für den ersten überschaubaren Zeitraum erhöhte Leidensbereitschaft mit. Entzugserscheinungen sind unangenehm, aber sie sind auch ein Zeichen der Genesung.

6) Gestatten Sie sich keine faulen Ausreden! Eine besonders gute oder eine richtig schlechte Nachricht ist noch lange kein Grund, »nur die eine Zigarette« zu rauchen. Es gibt nichts im Leben, das durch das Rauchen besser würde.

7) Verwöhnen Sie sich! Tun Sie sich mit dem Geld, das Sie sonst für Zigaretten ausgegeben haben, etwas besonders Gutes! Jeder Tag als Nichtraucher tut Ihnen selbst, Ihrer Gesundheit und Ihrem Geldbeutel gut.

---

3. Wer nimmt warum und wieviel zu?

Wenn ausstiegswillige Raucher in meinen Kursen die Angst vor einer drohenden Gewichtszunahme äußern, pflege ich zu bemerken: Vom Nicht-Anstecken der Zigarette nehmen Sie nicht zu.

Aber das ist nur die halbe, genauer gesagt: die 60-prozentige Wahrheit.

Der oft zitierte gesunde Menschenverstand hat diverse Erklärungsmodelle für die Gewichtszunahme nach Zigarettenentwöhnung parat: Als frischgebackener Nichtraucher habe man eben nicht nur mehr Lust auf Süßes, sondern auch generell mehr Hunger, und mit der Verdauung würde es auch nicht mehr so hinhauen. Diese Weisheiten lassen sich nicht so einfach vom Tisch wischen; sie kommen der Wahrheit – der wissenschaftlich untersuchten zumindest – erstaunlich nahe. Beantworten wir die Frage »Wer nimmt warum und wieviel zu?« einfach der Reihe nach. Dazu muß ich jedoch etwas ausholen.

Wer nimmt zu?
Hessischer Rundfunk, 17.12.1998, etwa 19:10 Uhr: Ich befinde mich als Studiogast zusammen mit Dr. Pal Bölskei in einer Live-Sendung mit dem Titel »Service Gesundheit« in einem Fernsehstudio. Der Moderator stellt die Frage: Ist die Gewichtszunahme nach der Aufgabe des Rauchens eigentlich unvermeidlich? Dr. Bölskei spricht ohne zu zögern das Urteil: »Ja! Die meisten nehmen zu, wenn sie aufhören zu rauchen. Einige nehmen nicht zu, einige nehmen sogar ab, und die meisten, wie schon gesagt, nehmen zu. Von denjenigen, die zunehmen, nehmen wiederum die meisten nur geringfügig zu; etwa 10 Prozent allerdings nehmen ernsthaft zu.« In einer Zusammenschau vieler Arbeiten zu diesem Themenfeld kommen Forscher zu dem Ergebnis, daß Raucher im Schnitt 6,4 amerikanische Pfund, also 2,9 Kilogramm zunehmen. Gewichtszunahmen dieser Größenordnung sind im Vergleich zu den drohenden Gesundheitsschäden durch Weiterrauchen ein zu vernachlässigender Risikofaktor. Nichtsdestotrotz stellt Gewichtszunahme für viele Raucher ein schwer akzeptables ästhetisches Problem dar.

Warum nehmen diese ehemaligen Raucher zu?
Drei Mechanismen kommen dabei als Hauptverdächtige in Frage. Zunächst stellt eine veränderte, nämlich herabgesetzte körperliche Aktivität eine mögliche Ursache dar: In der wissenschaftlichen Forschung fand man einige, wenn auch schwache Hinweise darauf, daß die Gewichtszunahme nach der Aufgabe des Rauchens auf verminderte körperliche Aktivität zurückzuführen sei. Man findet jedoch auch Untersuchungen, die das Gegenteil belegen. Nach meiner persönlichen Erfahrung ist dieser Punkt jedenfalls zu vernachlässigen.

Sodann kann eine Umstellung des Stoffwechsels an der unerwünschten Gewichtszunahme beteiligt sein. Die Hinweise darauf, daß ein verminderter Energieverbrauch für die Gewichtszunahme in der Entwöhnungsphase verantwortlich sein soll, sind jedoch ebenfalls nicht überzeugend. Ein unmittelbarer Effekt des Nikotinkonsums ist ein 5- bis 10-prozentiger Anstieg des Energieverbrauchs – das entspricht etwa 200 Kilokalorien pro Tag. Hier soll ein Enzym namens Lipoproteinlipase eine entscheidende Rolle spielen: Das Enzym ist dazu da, die Aufnahme und die Deponierung von freien Fettsäuren zu regulieren. Wenn nun dem Körper kein Nikotin mehr zugeführt wird, kann das dazu führen, daß es zu einer Nachentwöhnungs-Gewichtszunahme kommt. Wieviel Pfund das unterm Strich ausmacht, ist bislang ungeklärt.

Als letzte mögliche Ursache wird schließlich eine veränderte Kalorienaufnahme diskutiert. Und Sie werden sicher schon vermuten, daß auch hier unterschiedliche Befunde vorliegen. Allerdings haben mehrere Studien gezeigt, daß die Kalorienaufnahme nach einem Rauchstopp um etwa 300 Kilokalorien täglich zunimmt. Ein spezifischer Zuwachs ist bei Süßigkeiten zu beobachten – aber das wußten Sie schon, bevor Sie das hier gelesen haben. Jetzt haben Sie lediglich die Zusatzinformation erhalten, daß es dafür auch wissenschaftlich begründete Hinweise gibt.

Wenn wir die Befunde zusammenführen, spricht alles dafür, daß die vermehrte Aufnahme von Kalorien und das Fehlen einer kalorienverbrennenden Substanz – nämlich Nikotin – für den zu beobachtenden Gewichtsanstieg verantwortlich sind. Etwa 300 Kilokalorien vermehrte Aufnahme plus etwa 200 Kilokalorien verminderte Verbrennung machen 3500 Kilokalorien zusätzlich pro Woche. Diese Menge entspricht ziemlich genau 455 Gramm Fett, so daß der Ex-Raucher etwa ein Pfund pro Woche zunehmen müßte. Gewichtszunahmen in dieser Größenordnung wurden in verschiedenen Untersuchungen dokumentiert.

Was bedeuten diese Befunde nun konkret für Sie, der Sie diese Gewichtszunahme ja gerade vermeiden wollen? Oder für Sie, die den entscheidenden Schritt, der zu dieser Gewichtszunahme führen könnte, – nämlich die Aufgabe des Rauchens – gar nicht erst unternehmen?

Sie sollten nicht nur darauf achten, daß Sie nicht mehr Kilokalorien zu sich nehmen. Zusätzlich müssen Sie diese 200 Kilokalorien, die Sie ohne Nikotin weniger verbrennen, auch noch einsparen oder auf anderem Wege verbrennen. Wie das gehen soll? »Täglich etwa 20 Minuten sportliches Radfahren« ist eine mögliche Antwort hierauf. Prinzipiell empfehle ich, die Kalorienbilanz über verstärkte Verbrennungsaktivitäten im Gleichgewicht zu halten: Treppen steigen statt Aufzug fahren, nicht mit dem Auto, sondern mit dem Fahrrad zum Bäcker fahren, Abendspaziergänge machen oder Tanzen gehen, statt den ganzen Abend fernsehen – all dies dient der Ankurbelung Ihres Stoffwechsels.

Um gleich noch mit einem liebevoll gehegten und in der Werbung ausgeschlachteten Vorurteil Schluß zu machen: Rauchen macht definitiv nicht schlank. Wissenschaftler unter der Leitung von Robert Klesges an der Universität Memphis fanden bei einer Langzeitstudie mit fast 4000 Probanden keine Anzeichen für einen Zusammenhang zwischen Rauchen und Gewichtsabnahme. Lediglich Männer mit schwarzer Hautfarbe hätten ein wenig Gewicht verloren, allerdings in ganz geringen Mengen. »Jeden Tag beginnen viele junge Amerikaner zu rauchen, weil ihnen erzählt wird, daß das beim Abnehmen hilft, aber die Studie beweist, daß das bei der Gewichtskontrolle nicht hilft«, faßt Klesges seine Ergebnisse zusammen.

Man hat in den Sozialwissenschaften natürlich versucht, über gezielte Informationen zur Gewichtskontrolle und spezifische Ernährungsberatung das Problem in den Griff zu bekommen. Die Ansätze waren jedoch durch die Bank erfolglos, auch wenn die Gewichtszunahme zumeist etwas moderater ausfiel. Um die Komplexität dieser Materie an einem Beispiel zu verdeutlichen, sollen die Ergebnisse des amerikanischen Wissenschaftlers Duffy vorgestellt werden. Duffy hielt bei dem jährlichen Treffen der American Psychological Association einen Vortrag, der den interessanten Titel trug: »Gewichtskontrolle und dauerhaftes Nichtrauchen: Zwei nicht kompatible Gesundheitsziele?«

Duffy fand also heraus, daß Personen, die eine spezifische Diät erhielten, in der Verminderung der Kalorienaufnahme erfolgreicher waren als Personen, die eine allgemeine Ernährungsschulung erhalten hatten. Die Personen, die eine allgemeine Schulung erhielten, waren wiederum erfolgreicher als eine sogenannte Kontrollgruppe, die keinerlei Ernährungsinformationen erhalten hatte. Unglücklicherweise erlitten diejenigen aus der Gruppe »spezifische Diät« aber auch die häufigsten Rückfälle bezüglich ihres Rauchverhaltens!

4. Die Logik des Rauchers

In diesem Abschnitt möchte ich unkommentiert einige Aussagen von Rauchern zusammenstellen. Ich finde, daß sie sich bei ge-

nauerem Hinschauen als »Meinungen mit eigener Logik« entpuppen:
- Ich rauche noch, weil ich bald aufhöre.
- Wenn ich aufhören könnte, würde ich aufhören.
- Komm, jetzt rauche ich noch eine, dann gehen wir.
- Was? Durchblutungsstörungen? Jetzt muß ich erst mal eine rauchen.
- Ein Laster muß der Mensch ja haben.
- Mein Opa ist 96 Jahre alt geworden und hat immer geraucht.
- Ich rauche, weil ich tun und lassen kann, was ich will.
- Ich habe mal eine Zeitlang nicht geraucht und gehustet wie ein Schloßhund.
- Ich habe so einen stressigen Beruf, da geht es gar nicht anders.
- Hinterher habe ich auch nicht mehr Geld.
- Ich bin so alleine.
- Ich schaffe das einfach nicht.
- Ich will doch gar nicht aufhören.
- Bei uns rauchen alle.
- Ich bin ansonsten so konsequent in meinem Leben.
- Das gehört einfach dazu.
- Jetzt rauche ich schon so lange.
- Ich trinke aber keinen Alkohol.
- Wenn es eine Methode gäbe, mit der ich hundertprozentig Erfolg hätte, würde ich aufhören.

5. Phasen und therapeutische Ansätze in der Raucherentwöhnung

Wissenschaftlich und praktisch betrachtet unterscheiden wir sowohl Phasen in der Raucherkarriere als auch innerhalb des therapeutischen Entwöhnungsprozesses. Am Anfang steht die Diagnostik und Erhebung der »Krankengeschichte«; hier werden wichtige symptombezogene Daten erhoben wie Tageskonsum, Karrieredauer und physiologische Abhängigkeit. Auch bisherige Aufhörversuche sowie Erwartungen an den aktuellen Ausstieg sind wichtig.

In der Motivations- und Vorbereitungsphase spielt das Herausarbeiten der Beweggründe eine entscheidende Rolle. Der Entwöhnungswillige wird zu allen Aspekten im Zusammenhang mit der bevorstehenden Verhaltensänderung informiert. Strategien für den Umgang mit Verlangenssituationen werden vermittelt und eingeübt. Die Ausstiegsphase umfaßt die Tage vor und nach dem ersten rauchfreien Tag; hier werden die ersten Erfahrungen mit der Abstinenz gesammelt. Das Hauptanliegen in der Nachbetreuungsphase liegt auf der Stabilisierung der Rauchfreiheit und der Rückfallprophylaxe; soziale Unterstützung spielt jetzt eine große Rolle. Es gilt nun, an der Optimierung der Bewältigungsstrategien und dem Aufbau eines neuen Gleichgewichts ohne Zigaretten zu arbeiten.

Zu den therapeutischen Ansätzen in der Raucherentwöhnung ist zu sagen, daß es besser ist, irgendein seriöses Hilfsmittel zur Unterstützung heranzuziehen, als nur die Zähne zusammenzubeißen. Damit vergrößern sich Ihre Erfolgsaussichten erheblich. Eine umfangreiche Studie aus San Diego konnte z.B. nachweisen, daß die Inanspruchnahme einer telefonischen Ausstiegsberatung die Erfolgsquoten verdoppelt hat. Die Telefonnummern von zwei Rauchertelefonen finden sich im Anhang.

Die professionellen Raucherentwöhnungs-Programme lassen sich nach unterschiedlichen Kriterien unterteilen: Es gibt zum einen Kurs- bzw. Gruppenprogramme, die sich entweder an der Sofort-Stopp-Methode (auch Schlußpunkt-Methode genannt) oder an der Reduktionsmethode orientieren. Weiter unten können Sie im

Detail nachlesen, warum ich die Schlußpunkt-Methode bevorzuge. Manche dieser Programme beziehen auch Nikotinsubstitution mit ein.

Diese Programme können kognitiv-verhaltenstherapeutisch ausgerichtet sein oder eine psychoanalytische Orientierung haben. Verlangen Sie bitte nicht von mir, daß ich die psychoanalytische Theorie zur Erklärung und Behandlung von Nikotin- und Zigarettenabhängigkeit darlege. Zu den kognitiv-verhaltenstherapeutischen Programmen ist zu sagen, daß dort durch den Einsatz praktisch-verhaltensbezogener und mentaler Strategien das Verhalten Rauchen verändert werden soll.

Ferner existieren hypnotische und suggestive Verfahren (inklusive Entspannungsinstruktionen). In den letzten Jahren sind Entwöhnungsansätze auf der Grundlage des Neurolinguistischen Programmierens (NLP) dazugekommen. Wenn auch die kurzfristige Wirksamkeit dieser Programme hoch sein kann, existieren keine gesicherten Daten über die langfristigen Abstinenzquoten von Hypnose, Handauflegen und ähnlichen Prozeduren.

Grundsätzlich sind Methoden, bei denen der Raucher selbst passiv bleibt, weniger empfehlenswert. Bei diesen Methoden erwirbt der Raucher keinerlei Strategien, um nach dem Ausstieg mit auftretenden Schwierigkeiten wie Verlangensattacken effektiv umgehen zu können. Details zu diesen oft in den höchsten Tönen angepriesenen Wundermethoden finden sich in Kapitel 8. Wissenschaftlich untersucht und nachgewiesen ist lediglich die Wirksamkeit kognitiv-verhaltenstherapeutischer Ansätze, auch in Verbindung mit Nikotinsubstitution. Beispiele für derartige Gruppenprogramme finden Sie im Anhang.

Zum anderen tummeln sich zahlreiche sogenannte Selbsthilfeprogramme auf dem Markt: Sie halten gerade eines in der Hand. Diese liegen meist als Buch, manchmal auch als Audio- oder Video-Kassette vor. Im Multimedia-Zeitalter wird es wohl nicht mehr lange dauern, bis die ersten CD-ROMs erhältlich sind.

Seit die Infrastruktur der Krankenkassen in der Raucherentwöhnung nicht mehr zur Verfügung steht, ist die Bedeutung von Anleitungen zur Selbsthilfe gewachsen. Diese Selbsthilfeprogramme können durchaus etwas bewegen: Wenn 100 000 Raucher mein Buch lesen und jeder Zehnte dies als Anstoß nimmt und einen erfolgreichen Ausstiegsversuch startet, haben wir damit 10 000 Nichtraucher mehr. (An diesen Zahlen können Sie auch sehen, daß ich meine Empfehlung – positiv denken, was die eigenen Bemühungen angeht – beherzige!) Hierzu finden Sie im Anhang ebenfalls einige Literaturempfehlungen.

Nikotinkaugummis und -pflaster sind praktisch allen entwöhnungswilligen Rauchern bekannt. Medikamentöse Raucherentwöhnung ist nicht die Antwort, aber sie kann dabei helfen, die Motivation des einzelnen zu stärken. Die bislang vorliegenden Audio- oder Videokassetten basieren zumeist auf suggestiven Prinzipien und sind aus wissenschaftlicher Betrachtungsweise weniger empfehlenswert.

6. Rauchen als Politikum

Wenn man das Rauchen in seiner gesundheitspolitischen Bedeutung darstellen möchte, muß man zunächst einmal eine Menge Zahlen auflisten: Jeder dritte Mensch über 15 Jahren raucht; das sind 1 100 000 000 Raucher weltweit. In Deutschland rauchen 28,8 Prozent der Gesamtbevölkerung. Es besteht nach wie vor ein großer Unterschied zwischen den Geschlechtern: Während 36,8 Prozent der Männer rauchen, sind es »nur« 21,5 Prozent der Frauen. Damit sorgen die Raucher als gute Staatsbürger für ein jährliches Steueraufkommen von 20,3 Milliarden; dazu kommen noch mindestens 4,5 Milliarden Mehrwertsteuer. Der ehemalige Finanzminister Theo Waigel beklagte sich in seiner Amtszeit häufig über Steuerausfälle infolge Zigarettenschmuggels. Tabaksteuererhöhungen finden in Deutschland deshalb immer nur in kleinen Schritten statt, um einen Abschreckungseffekt zu vermeiden. Derzeit beträgt die Tabaksteuer 72 Prozent des Verkaufspreises.

Deutschland ist übrigens auch viertgrößter Zigarettenproduzent der Welt: 220 Milliarden Zigaretten werden hierzulande jedes Jahr hergestellt. 14 000 Arbeitsplätze hängen an der Zigarettenproduktion. Ich bin nicht sicher, ob es statthaft ist zu sagen, daß jeder dieser Arbeitsplätze jährlich sieben bis acht Todesfälle kostet?

Die Tabakindustrie klagt seit Jahren gegen die Warnhinweise auf den Verpackungen – bis hoch zum Bundesverfassungsgericht. Dort fanden sie aber kein Gehör; vielmehr hat das Bundesverfassungsgericht festgestellt: »Rauchen tötet mehr Menschen als Verkehrsunfälle, AIDS, Alkohol, illegale Drogen, Mord und Selbstmord zusammen. Zigarettenrauchen ist in den Industrieländern die häufigste und wissenschaftlich am besten belegte Einzelursache für den Krebstod.«

Um auch dazu einige Zahlen zu nennen: Wir reden von drei Millionen Toten jährlich; in 25 bis 30 Jahren werden es 10 Millionen sein. Das Herzinfarktrisiko für Raucher zwischen 30 und 50 Jahren ist fünfmal so hoch wie bei Nichtrauchern. Jeder zweite lebenslange Raucher wird an den Folgen seiner Nikotinsucht vor dem 70. Geburtstag sterben. Durch tabakbedingte Krankheiten und frühzeitigen Tod kostet das Rauchen die Weltwirtschaft jedes Jahr rund 340 Milliarden Mark (Quelle: WHO zum Welt-Nichtrauchertag 1997).

Vollkommen zu Recht kritisierte Günter Amendt in einem ZEIT-Artikel vom 16. April 1998 die Doppelmoral der deutschen Drogenprävention – und damit die Vertreter einer politischen Moral, die sich vorrangig an der Logik von Profit und Macht orientieren. Wo nichts legal zu verdienen ist, wird mit Entrüstung zu Felde gezogen. Gleichzeitig verhindern diese Politiker Werbeverbote für Tabak ebenso wie Nichtraucherschutzgesetze – letztere wurden gerade auch vom ehemaligen Bundesgesundheitsminister Seehofer boykottiert.

Ganz im Stil vertriebswilliger »Dealer« und »Hehler« – wie ZEIT und SPIEGEL es formulierten – sorgte Seehofer außerdem noch für Verschlechterungen durch das sogenannte Präventionskonzept. Mit seiner Reform hat der ehemalige Minister nämlich nicht nur das von den Krankenkassen flächendeckend organisierte Vorsorgenetz zerstört, sondern gleichzeitig auch die Raucherentwöhnung in Deutschland fast gänzlich abgeschafft! Das ist eine besondere Ungeheuerlichkeit: den Süchtigen nicht die Drogen, sondern die gewachsenen Anlaufstellen für den Entzug zu entziehen!

7. Einen Puffer schaffen und die Vitamindepots auffüllen

Dieses Kapitel widmet sich einem einzelnen Tip zur Vorbeugung unerwünschter Gewichtszunahme bei der Raucherentwöhnung. Dieser Tip ist einfach clever und stammt von einem ehemaligen Kursteilnehmer, dem ich sehr wünsche, daß er sowohl das eine (Raucherentwöhnung) als auch das andere (ohne Gewichtszunahme) langfristig geschafft hat. Auch das zugrundeliegende Verständnis des Gesamtgeschehens, das sich in diesem Tip äußert, kann nur als vorbildlich bezeichnet werden. Lassen Sie uns diese empfohlene Maßnahme der Einfachheit halber »einen Puffer schaffen« nennen. Was ist damit gemeint?

Unser Kursteilnehmer wollte auf gar keinen Fall weiter zunehmen, wenn er mit dem Rauchen aufgehört hatte (es ging ihm also weniger um das »Schlankbleiben«, sondern mehr um das Vermeiden von weiterem Übergewicht). Da er annahm, in der ersten Zeit ohne Zigarette genügend beansprucht zu sein (womit er absolut recht hatte), nutzte er die Zeit bis zum Ausstieg, um in bescheidenem Umfang Gewicht zu reduzieren. Damit hatte er dann diesen Puffer geschaffen, von dem schon in der Kapitelüberschrift die Rede ist.

Konstruieren wir ein konkretes Beispiel: Ein Kursteilnehmer weiß, daß er in drei Wochen aufhören wird. In dieser Zeit ist es ihm ohne größere Anstrengung möglich, drei Kilogramm Gewicht zu reduzieren. Nein? Gut, gehen wir von problemlosen zwei Kilogramm aus. Wenn er dann in den ersten zwei rauchfreien Wochen zwei Kilogramm zunimmt, ist er wieder bei Null. Sollten dann noch weitere zwei Kilogramm dazukommen, hat er im Vergleich zu seinem Ausgangsgewicht also nur zwei Kilogramm zugenommen. Diese Gewichtszunahme wurde jedoch von vornherein als undramatisch eingestuft und konnte damit akzeptiert werden.

Diese Maßnahme läßt sich zudem hervorragend koppeln mit dem Auffüllen Ihrer erschöpften Vitamindepots – und wer würde mit der Vokabel »Auffüllen« etwa Verzicht, Kasteiung und Hungerleiden in Verbindung bringen? Die schlimmsten Defizite bei Rauchern bestehen bezüglich der Vitamine A, E und C. Essen Sie also große Mengen von Gemüsen – bis zu einem Pfund pro Tag – und ein gutes halbes Pfund Obst! Um Ihnen den Arbeitsaufwand beim Zubereiten des Gemüses weiter zu erleichtern, können Sie dieses teilweise auch roh essen. Wenn das mal keine gute Nachricht ist!

8. Die angeblichen Wundermethoden

Grundsätzlich ist die herrschende Methodenvielfalt zu begrüßen; Rauchen ist ein individuelles Geschehen, und auch der Ausstieg aus dem Rauchen gestaltet sich sehr unterschiedlich. Deswegen kann eine einzelne Methode nicht allen Aufhörwilligen gleichermaßen nutzen. Da die Forschung noch nicht so weit ist, daß sie mit einiger Zuverlässigkeit sagen kann, welche Art der Entwöhnungsbehandlung bei welchen Rauchern besonders effektiv ist, freue ich mich mit jedem, der es schafft – welche Methode auch immer er angewendet hat.

Ich will Ihnen in diesem Abschnitt ausreichend Informationen zu »alternativen« Entwöhnungsmethoden geben, um Sie in die Lage zu versetzen, eine bewußte Auswahl zu treffen. Viele dieser »alternativen« Entwöhnungsmethoden werden kommerziell angeboten und beworben. Zu einigen Verfahren liegen Wirksamkeitsnachweise vor, die so niedrig sind, daß man sie eher als Placebo-Effekt bezeichnen muß. Aber auch ein Placebo-Effekt kann sehr wertvoll sein. Die Zigarette ist vielleicht das meistverbreitetste Placebo der Welt.

Unzureichende Wirksamkeitsnachweise liegen vor zu Hypnose und Akupunktur; oftmals finden sich hohe Initialabstinenzquoten, aber es fehlt bislang völlig an Hinweisen auf dauerhafte Erfolge. Auch bei diesen Methoden möchte ich kritisch anmerken, daß der Raucher zunächst Fremdeinflüssen unterliegt und selber keine Fähigkeiten entwickelt, um rückfallgefährdeten Situationen angemessen begegnen zu können. Entspannungsmethoden wie Autogenes Training oder Progressive Muskelentspannung sind als Bestandteil von Raucherentwöhnung sinnvoll, aber ihre alleinige Wirksamkeit ist nicht ausreichend.

Eine von den Medien spektakulär herausgestellte Methode ist

die sogenannte *Detox-Methode*. Dabei werden Injektionen von anticholinergen Substanzen eingesetzt. Nach den Injektionen wird der Patient müde und schläft sich aus. Zusätzlich wird eine eingehende ärztliche Untersuchung und begleitende psychologische Beratung angeboten. Diese Behandlungsform stammt aus der Arbeit mit heroinabhängigen Patienten. Welcher Stoff genau injiziert wird und wie wirksam diese Methode ist, wurde bisher nicht bekannt. Wenn Sie bereit sind, dafür mindestens 1 500 DM zu bezahlen, kann ich Sie nicht davon abhalten. Falls Sie sich nur mal woanders ausschlafen wollen, sollten Sie sich jedoch in ein Reisebüro begeben und um einen Katalog mit empfehlenswerten Hotels bitten.

Eine »technisch-apparative« Selbsthilfe-Maßnahme stellen die *Venturi-Filter* dar. Es handelt sich dabei um eine Methode, die über den Weg der schrittweisen Nikotin- und Schadstoffreduktion mit Hilfe spezieller Filter-Spitzen zu einer Entwöhnung in 28 Tagen führen soll. In Deutschland liegt zum Venturi-Filter-System bislang keine Studie vor, die über die Wirksamkeit dieser Entwöhnungsmethode zuverlässig Auskunft gibt.

Nicobrevin-S ist ein in Kapselform erhältliches Produkt, das sich u. a. aus Chinin, Kampfer und Eukalyptusöl zusammensetzt. Nicobrevin soll die Atmung erleichtern und die Entzugssymptome mildern. Die Hersteller empfehlen ein bis zwei Kapseln pro Tag für die Dauer von vier Wochen. Einer der Bestandteile dieses Mittels wird auch zur Betäubung von Pferden eingesetzt. Es gibt keine Hinweise auf eine langfristige Wirksamkeit von Nicobrevin, aber das Produkt ist auch nicht schädlich – also bevor Ihnen der Gaul durchgeht ... Wegen der enthaltenen Kräuter sollten schwangere Raucherinnen allerdings auf Nicobrevin verzichten.

Unter *Kräuter-Zigaretten* (Handelsname NTB-Kräuterretten) versteht man eine Kräutermischung zum Rauchen, die Haselnuß, Papaya, Eukalyptus und Pfefferminze enthält. In der Produktbeschreibung ist folgendes zu lesen: »Diese Zigaretten-Imitation ergibt einen würzigen, gut schmeckenden Rauch. Man kann sich damit endlich den Tabakkonsum abgewöhnen, ohne dabei auf seine liebgewordenen Rauchzeremonien zu verzichten.« Zwar wird mit diesen Zigaretten-Imitaten kein Nikotin, dafür aber eine Reihe hochgiftiger Verbrennungsprodukte inhaliert. Dies konnte am Wiener Institut für Sozialmedizin nachgewiesen werden. Die entsprechende Studie können Sie in der Zeitschrift *Lancet*, Ausgabe vom Februar 1999, nachlesen.

Wenn Ihnen neue Methoden begegnen, die in den Medien als besonders erfolgreich dargestellt werden, sollten Sie sich grundsätzlich an einem Kommentar von Prof. Stumpfe, Leiter der Forschungsstelle Rauchen und Nikotinabhängigkeit, orientieren:

»Es ist zur Zeit zu beobachten, daß die Erwähnung einer Methode von (unwissenden) Journalisten als Qualitätsmerkmal benutzt wird. Die Medienberichte ersetzen wissenschaftliche Untersuchungen! Viele Leser/Zuschauer glauben wohl, daß alles, was in den Medien gebracht wird, auch wissenschaftlich geprüft sei. Das trifft aber leider in keiner Weise zu. Die Medien sind an interessanten Neuigkeiten interessiert, und eine wissenschaftliche Untersuchung erfolgt meistens nicht.« Das Zitat stammt aus dem Infoblatt Nikotintherapie, Ausgabe 2, 1998.

Um es also noch einmal zu sagen: Grundsätzlich sind Methoden, bei denen der Raucher selbst passiv bleibt, weniger empfehlenswert. Bei diesen Methoden erwirbt der Raucher keinerlei Strategien, um nach dem Ausstieg mit auftretenden Schwierigkeiten wie Verlangensattacken effektiv umgehen zu können.

Manche Hersteller sichern sich hohe Verkaufszahlen für ihre Produkte, indem sie 80 bis 90 Prozent Erfolgsquote ohne Anstrengung versprechen. Es gibt jedoch keine Heilung durch Magie. Um sicherzugehen, daß ein Produkt oder eine Methode wirkt, muß es zuerst klinisch getestet werden. Hat das Produkt einen nachweisbaren Effekt, so kann dieser dann mit dem Effekt eines anderen Produktes verglichen werden. Nicht alle verfügbaren Produkte sind klinisch getestet. Falls Sie also den Verdacht haben, daß ein Produkt bzw. eine Therapie für Sie schädlich sein könnte, fragen Sie bitte unbedingt Ihren Arzt oder Apotheker.

9. Vom Ausbrüten des Ausstiegs – Die Stadien der Raucherkarriere

Es ist ein mühsamer Weg, bis sich ein Aufhörwille bildet. Auch das folgende Kapitel will so recht keine Urlaubsstimmung aufkommen lassen. In diesem Abschnitt möchte ich Ihnen Wissen vermitteln. Wenn Sie sich hier durchgearbeitet haben, sollten Sie dringend eine Pause einlegen – was auch immer Sie in dieser Pause anstellen wollen.

Mehr als die Hälfte der Bevölkerung probiert irgendwann einmal eine Zigarette; fast alle erleben dabei mindestens ein unangenehmes körperliches Symptom. Diejenigen, die trotz dieser schlechten Erfahrung mit kurzem zeitlichem Abstand erneut zu einer Zigarette greifen, laufen Gefahr, in die Raucherkarriere einzusteigen.

Der Einstieg in den Zigarettenkonsum – der meist in jugendlichem Alter stattfindet – wird in erster Linie von psychosozialen Faktoren bestimmt. Darunter fallen die leichte Verfügbarkeit, die wachsende Neugierde, das Aufbegehren gegen die gutgemeinten Anordnungen von Autoritäten sowie die Antizipation des Erwachsenseins. In der Gruppe der Gleichaltrigen und etwas Älteren entsteht leicht ein sozialer Druck, der den Heranwachsenden zur Zigarette greifen läßt, um soziale Nachteile zu vermeiden. Modelllernen in dieser Peer-Group und den Medien sowie bei den Eltern spielt ebenfalls eine Rolle.

Die Phase der Aufrechterhaltung des Rauchens wird durch das Zusammenspiel pharmakologischer und psychosozialer Faktoren bestimmt. Dem Nikotin kommt hier eine große Bedeutung zu; sofortige positive Konsequenzen (z.B. Verdauung auf Knopfdruck), Vermeidung negativer Effekte (Entzugssymptome), Emotionen (Angst, Unsicherheit...) sowie die starke Bindung an eine Vielzahl von Situationen dienen als Verstärker für das Rauchen. Auch das Vergnügen an manueller, oraler und respiratorischer Manipulation führt in Verbindung mit dem Wohlbefinden und der Entspannung bei der Beendigung einer Mahlzeit (oder dem Konsum von Kaffee und alkoholischen Getränken) zu der Wahrnehmung, daß Rauchen ein echter Genuß sei.

Die Phase des Ausstiegs wird meist durch Angst vor oder bereits bestehende Gesundheitsbeeinträchtigungen eingeleitet. Der Kostenfaktor spielt ebenfalls eine gewisse Rolle. Ästhetische Gesichtspunkte treten nun stärker in den Vordergrund. Der Wunsch der Mitmenschen nach einer rauchfreien Umgebung findet sein Echo im eigenen Bedürfnis nach Selbstbeherrschung und -bestimmung. Der weitere Verlauf der Raucherkarriere wird entscheidend durch die Höhe an Kompetenzvertrauen bestimmt. Kompetenzvertrauen ist der Glaube oder die Überzeugung, in einer bestimmten Situation ein Verhalten ausführen zu können, um ein gewünschtes Ergebnis zu erzielen. Konkret auf die Raucherentwöhnung angewandt bedeutet Kompetenzvertrauen: die Überzeugung, etwas unternehmen zu können, um auch bei einer starken Verlangensattacke nicht zu rauchen. Diese Überzeugung wird geschwächt durch die Wahrnehmung starker Entzugssymptome, durch Stress, Frustration und natürlich durch Mißerfolge bei Reduktions- und Aufhörversuchen.

Bei Rückfälligen findet sich meist der Abstinenz-Verletzungs-

Effekt nach einem Ausrutscher. Dieser Effekt beinhaltet eine internale (»es liegt an mir«), stabile (»es wird immer so sein«) und globale (»es ist bei allen Dingen so«) Kausalattribution (dieser psychologische Fachbegriff bedeutet in etwa »Ursachenzuschreibung«) bezüglich eines Ausrutschers (»mangelnde Willenskraft«, »zu schwierig für mich«) und die entsprechende emotionale Reaktion auf diesen Ausrutscher, v.a. Enttäuschung, Wut, Trauer, Niedergeschlagenheit und Selbstvorwürfe. Diese Gemütszustände liefern dann den optimalen Nährboden für einen vollständigen Rückfall nach dem einmaligen Ausrutscher.

Es existieren keine gesicherten Erkenntnisse darüber, was unmotivierte Raucher (solche, die keinen Aufhörversuch im letzten Jahr unternommen haben und nicht beabsichtigen, im kommenden Jahr den Ausstieg zu probieren – also wohl der harte Kern) dazu bewegt, ernsthaft über eine Veränderung ihrer Rauchgewohnheiten nachzudenken. Nachdenkliche Raucher (solche, die zwar keinen Aufhörversuch in den letzten 12 Monaten unternommen haben, aber feste Absichten für das nächste Jahr haben) sind hingegen offen für Informationen und Hinweise zum Aufhören und befassen sich intensiv mit ihrem Verhältnis zum Rauchen. Raucher in der Aktionsphase (solche, die gegenwärtig nicht rauchen und innerhalb der letzten sechs Monate aufgehört haben) benutzen Verhaltensalternativen und verbannen Rauchutensilien aus ihrem Blickfeld. Sie bekommen viel positives Feedback aus ihrer Umgebung und belohnen sich selbst für ihr Durchhalten.

Nach dem von den Sozialwissenschaften und der Medizin akzeptierten »Stage Model der Verhaltensänderung« nach Prochaska und Di Clemente (1983) ist das Aufhören des Rauchens kein diskretes Ereignis, sondern ein dynamischer Phasenprozeß:

```
Stabile Raucher
⇓
Absichtsvolle Raucher
⇓
Raucher in der Vorbereitungsphase      ⇐
⇓                                       ⇑
Ex-Raucher in der Aktionsphase
⇓                                       ⇑
Kurzzeit-Nichtraucher      ⇒     Rückfällige
⇓
Langzeit-Nichtraucher      ⇒            ⇒
```

Raucher in dem Stadium »Stabiler Raucher« sind nicht bereit, bald mit dem Rauchen aufzuhören, da sie die Nachteile des Ausstiegs höher bewerten als die Vorteile.

Raucher im Stadium »Absichtsvolle Raucher« erwägen einen ernsthaften Aufhörversuch innerhalb der nächsten sechs Monate. Vor- und Nachteile des Rauchstopps halten sich bei ihnen die Waage. Das kann dazu führen, daß absichtsvolle Raucher trotz anderslautender Absichten jahrelang in diesem Stadium verbleiben. Die Hälfte aller Raucher in diesem Stadium unternimmt keinen 24-Stunden-Rauchstoppversuch innerhalb von 12 Monaten.

Raucher in der »Vorbereitungsphase« wollen innerhalb des nächsten Monats aufhören und haben bereits einen Plan, um dieses Vorhaben umzusetzen. Sie sind davon überzeugt, daß Nichtrauchen vorteilhaft ist, zweifeln aber daran, ob sie die notwendigen Voraussetzungen mitbringen, um bei dem Aufhörversuch Erfolg zu haben. Diese Gruppe ist die primäre Zielgruppe aller Raucherentwöhnungsmaßnahmen.

Ex-Raucher in der Aktionsphase und Kurzzeit-Nichtraucher sind bereits rauchfrei, aber noch intensiven Rückfallgefahren ausgesetzt.

Rückfällige Raucher nach einem Ausstiegsversuch mit zeitweiser Abstinenz haben dann eine Chance, zur Abstinenz zurückzukehren, wenn das Rauchverhalten noch nicht wieder alltäglich geworden ist.

Langzeitnichtraucher bleiben mit wenig Aufwand Nichtraucher und sind kaum noch Rückfallgefahren ausgesetzt. Nach etwa 5 Jahren guter Erfahrungen mit dem Nichtrauchen haben diese Ex-Raucher vollständiges Vertrauen darauf, nicht wieder rückfällig zu werden.

In einer Zusammenstellung von Repräsentativ-Stichproben konnten Velicer, Fava, Abrams, Emmons und Pierce bereits 1995 zeigen, daß sich
– 40 Prozent der Raucher in der Phase »Stabile Raucher«,
– 40 Prozent der Raucher in der Phase »Absichtsvolle Raucher« und nur
– 20 Prozent der Raucher in der Vorbereitungsphase befinden.

Wenn wir unsere eigenen Karrieren anschauen, haben wir wahrscheinlich folgendes erlebt:

Irgendwann – aus welchen Gründen auch immer – angefangen, gedankenlos und ohne Pläne, wie es mit dem Rauchen weitergehen soll, einige Jahre gerne und zufrieden geraucht, im zweiten, spätestens im dritten Raucherjahrzehnt sich zunehmend Gedanken gemacht, ob es wirklich gut ist, so viel und überhaupt zu rauchen, daraufhin angefangen, halbherzige Aufhörpläne zu schmieden, und diese wieder verworfen, weil man ja doch noch gerne Raucher sei, sich zunehmend Sorgen gemacht, auch Appelle aus dem näheren Umfeld zu hören bekommen, erstmals ernsthaft an einen Ausstieg gedacht, einen Versuch unternommen, dabei gelitten und schließlich gescheitert. Haben Sie nicht auch langsam Lust herauszufinden, wie es ist, erwachsen zu sein und nicht zu rauchen?

10. Der akademische Streit: langsam reduzieren oder gleich ganz aufhören?

Einige der bedeutendsten Köpfe in der deutschen Forschung zur Raucherentwöhnung haben sich bereits Gedanken darüber gemacht, ob es vielleicht besser sei, den Zigarettenkonsum langsam zu reduzieren. Die betroffenen Raucher lauschen solchen Ausführungen zwar mit großem Interesse, die praktische Relevanz dieser Kontroverse ist jedoch zu vernachlässigen. Diese Schlußfolgerung ziehe ich in erster Linie aus der Beobachtung, daß Raucher, die sich fest vorgenommen haben, mit der sogenannten Schlußpunkt-Methode zum Nichtraucher zu werden, fast immer auch reduzieren, wenn auch nicht geplant und um der Reduzierung willen. Ebenso ist zu beobachten, daß »Reduzierer« an einer bestimmten Stelle von ihrem Reduktionsplan abweichen und – Hals über Kopf – ganz aufhören.

Die überwiegende Mehrzahl der Raucher hat sich auf einen Tageskonsum eingependelt. Diese Tagesmenge, die oft eine gute Schachtel (ein verniedlichender und beschönigender Ausdruck für 25 Stück pro Tag) beträgt, ist der Garant dafür, daß der Raucher wenigstens einige Zigaretten so richtig genießen kann. Mehr als fünf am Tag sind das zumeist nicht – dennoch müssen die anderen mitgeraucht werden, sonst schmecken auch die wenigen nicht.

Diese Ausführungen legen Ihnen bereits nahe, welchen Weg Sie einschlagen sollen. Trotzdem will ich meinen Ratschlag noch einmal ausdrücklich formulieren. In dem oben als akademisch bezeichneten Streit habe ich die Position des »vorbereiteten Absetzens in einem Schritt« bezogen. Die Vorbereitung ist dabei das Entscheidende – sie nimmt in diesem Buch ja auch großen Raum ein. Rauchen Sie also bis zum Schluß so viele Zigaretten, daß Sie davon satt werden.

Verstehen Sie mich nicht falsch: Wenn Sie schrittweise reduzieren wollen und sich dabei wohl fühlen – gut. Wenn Sie zu den Glückspilzen zählen, die am Abend die letzte Packung in den Müll schmeißen und danach lebenslang Nichtraucher bleiben – herzlichen Glückwunsch! Wie Sie aufhören, ist letztlich zweitrangig. Nur das Ergebnis zählt. Dennoch empfehle ich das vorbereitete Absetzen in einem Schritt: Wenn Sie aktiv und freiwillig den Entschluß gefaßt haben, mit dem Rauchen aufzuhören, wählen Sie dazu einen festen Termin innerhalb der nächsten 14 Tage. Dieses Tag-X-Konzept hat sich auch bei anderen Selbsthilfemaßnahmen bewährt. Oder lassen Sie mich noch einen Vergleich anführen: Auch beim Heiraten müssen sich die Paare auf ein Hochzeitsdatum festlegen.

Warum halte ich dieses Aufhörmodell für besser? Durch die Anleitung »bis zum Tag X kann ich rauchen, soviel ich will« und das simultane Einüben von z.B. kognitiven Strategien (d.h. von gedanklichen Kniffen) für den Umgang mit Verlangensattacken und -gefühlen nach diesem Tag X schaffen wir eine sehr widersprüchliche Situation: Sie rauchen noch und üben bereits das Nichtrauchen! Raucher in dieser Situation erleben einen starken Wunsch nach Veränderung. Dies belegen die Äußerungen von Aufhörwilligen, wie z.B.: »Ich bin jetzt richtig gespannt darauf, wie es ohne sein wird«; oder: »Ich freu mich richtig auf den ersten rauchfreien Tag«. Diese Aussagen sind nicht erfunden.

Wichtig finde ich auch, daß das Nicht-Reduzieren-Müssen für eine angst- und streßfreie Atmosphäre sorgt: Sie können sich in aller Ruhe mit den Inhalten des gewählten Programms (also dieses Buches) beschäftigen und an Ihrer persönlichen Strategie arbeiten. Die Vorbereitungsphase findet damit in einem Schonraum statt, in dem das Lernen und Üben leichter fällt. Wären Sie in einer Situation, wo Sie nach Plan bereits reduzieren müßten, würden Sie sich vor allem damit beschäftigen.

Aber es gibt noch weitere Argumente für diese Vorgehensweise:

Durch den Reduktionsansatz steigt die Wichtigkeit der einzelnen Zigaretten stark an; die verbleibenden Zigaretten (z.B. bei einer Reduzierung von 40 auf 8) werden zu wahren Götzen, die beginnen, den Tagesablauf zu dominieren. Entwöhnungswillige beschäftigen sich dabei intensiver mit den Zigaretten als vorher. Dies steht jedoch im Widerspruch zu der erwünschten und auch erforderlichen Aufmerksamkeitsverlagerung (worüber noch zu reden sein wird).

Gefahren sehe ich auch deswegen, weil ein Reduktionsplan das Therapieziel »kontrolliertes Rauchen« attraktiv macht; ich bin (die meisten Raucher, die ich begleitet habe, sind es auch) der Überzeugung, daß Nullkonsum leichter aufrechtzuerhalten ist als kontrolliertes Rauchen. Solange Sie noch rauchen, tragen Sie Zigaretten bei sich und kommen nie in den Genuß der Erfahrung, nicht an Zigaretten gedacht zu haben. Sie haben dann keine Chance zu vergessen, daß Sie rauchen wollten! Die meisten Aufhörwilligen sind selbst gegen das kontrollierte Rauchen; aus Erfahrung halten sie das Reduzieren für das weniger effektive Verfahren. Außerdem verbraucht Reduktion Ihre mentale Energie zu einem falschen Zeitpunkt: Schließlich ist nicht wichtig, ob Sie von 22 oder von 15 Zigaretten bei Null ankommen – wichtig ist nur, daß Sie aufhören zu rauchen. Aufhörwilligen, die von sich aus reduzieren wollen, rate ich, sich dabei nicht anzustrengen – rauchen Sie mindestens soviel, daß Sie davon satt werden!

Ein letzter Punkt, warum ich die Reduktionsmethode für den schlechteren und schwierigeren Weg halte: Das schrittweise Reduzieren fällt erfahrungsgemäß mit zunehmender Intensität immer schwerer. Von 30 auf 20 Zigaretten zu reduzieren, ist kein Hexenwerk; wenn aber der Konsum unter 10 Stück am Tag sinkt, geht es ans Eingemachte – mit den entsprechenden Folgen. Dies führt häufig zu Versagenserlebnissen und negativem Kompetenzvertrauen. Sie werden denken: »Jetzt fällt es mir schon so wahnsinnig schwer, mit sechs Zigaretten am Tag auszukommen; wie soll das erst werden, wenn diese sechs auch noch wegfallen? Ich kann mir nicht vorstellen, daß ich das je schaffe.« Oder vielleicht denken Sie auch: »Ich wollte die dritte Zigarette erst in einer Stunde rauchen – und nicht mal daran konnte ich mich halten.« Hören Sie auf mich: Was sich bis zu Ihrem Ausstieg konsummäßig abspielt, ist nichts als heiße Luft. Aus diesen Erfahrungen läßt sich keinesfalls ableiten, wie es Ihnen mit Nullkonsum ergehen wird!

11. Rauchen als Sucht

Die Frage, ob Rauchen eine Sucht sei oder nicht, ist für die Planung und Umsetzung eines Entwöhnungsversuchs nicht von entscheidender Bedeutung. Wenn Sie so wollen, ist dieses Kapitel deshalb nicht wirklich wichtig. Auch wenn auf Zellniveau eindeutige Erkenntnisse darüber vorliegen, daß die Nikotinregulation eine bedeutende Rolle spielt, handeln größere Zellverbände – wie z. B. der Mensch – nach anderen Gesetzen und Regeln. Es ist für den unter Entzugssymptomen leidenden Raucher zudem vollkommen gleichgültig, ob diese Symptome aus dem Zwischenhirn stammen oder eher emotionale Ursachen haben. Ich kann also einen Raucher nicht auf einen nikotinverarbeitenden Organismus reduzieren. Gesetze und Regeln, nach denen sich rauchende und nichtrauchende Menschen verhalten, entsprechen oft nicht laborwissenschaftlichen Kriterien. Der betroffene Raucher indes fühlt sich in aller Regel abhängig, süchtig, ausgeliefert und unfähig, dieses Laster in den Griff zu bekommen.

Anläßlich eines Weltnichtrauchertages bekam ich eine Einladung zu einer Diskussion mit einem Vertreter der Tabakindustrie. Im Laufe der Diskussion stellte dieser die Behauptung auf, daß Rauchen gar keine Sucht sein könne. Schließlich sei er das beste

Beispiel. Er rauche seit über zwanzig Jahren etwa 30 Zigaretten pro Tag und hätte noch nie das Bedürfnis gehabt, diese Menge zu steigern. Jede einzelne Zigarette würde ihm schmecken, und er könne sofort – von einem Augenblick zum nächsten – damit aufhören. Das wolle er natürlich nicht, weil er ja gerne rauche und es ihm wirklich gut schmecke. Die Suchtdiskussion sei also eine Erfindung von den Psychologen und der Pharmaindustrie, die hier Geschäfte machen wollten. Seit dieser Begegnung habe ich alle Raucher, die sich mit meiner Unterstützung das Rauchen abgewöhnen wollten, nach ihrer Einschätzung gefragt: Nahezu 100 Prozent plädierten dabei für »süchtig«.

Ich will die Suchtfrage aus zwei Perspektiven angehen; zum einen über eine physiologisch-pharmakologische (d.h. körperliche) Betrachtungsweise, zum anderen über die praktisch erlebbaren Suchtaspekte im Alltag.

Wenn Sie zunächst wissen wollen, wie stark Sie körperlich vom Nikotin abhängig sind, können Sie den folgenden Fragebogen – der Raucher-Test nach Dr. K. O. Fagerström – bearbeiten:

Der Raucher-Test (nach K.O. Fagerström)

Wann nach dem Aufstehen rauchen Sie Ihre erste Zigarette?

innerhalb von 5 min	= 3	
6 bis 30 min	= 2	
31 bis 60 min	= 1	
nach 60 min	= 0	_____

Finden Sie es schwierig, an Orten, wo das Rauchen verboten ist (z.B. Kirche, Bücherei, Kino usw.), das Rauchen zu unterlassen?

ja	1	
nein	0	_____

Auf welche Zigarette würden Sie nicht verzichten wollen?

    die erste am Morgen 1
    andere 0 _____

Wie viele Zigaretten rauchen Sie im allgemeinen pro Tag?

    bis 10 0
    11 bis 20 1
    21 bis 30 2
    31 und mehr 3 _____

Rauchen Sie am Morgen im allgemeinen mehr als am Rest des Tages?

    Ja 1
    nein 0 _____

Kommt es vor, daß Sie rauchen, wenn Sie krank sind und tagsüber im Bett bleiben müssen?

    Ja 1
    nein 0 _____

Gesamtpunktzahl: _____

Zählen Sie nun Ihre Punkte zusammen. Wenn Sie sechs oder mehr Punkte erzielt haben, gelten Sie als stark körperlich abhängig. Welche Konsequenzen hat ein solcher Befund für Sie? Eigentlich sollten Sie sich auf eventuelle Entzugssymptome gefaßt machen – ich habe allerdings schon viele Klienten mit einem Wert von 8 und höher behandelt, die über keinerlei Entzugssymptome geklagt haben. Ich möchte an dieser Stelle noch von einer kuriosen Begebenheit berichten: Bei einem Pneumologie-Kongreß in Freiburg hielt ebenjener Prof. Fagerstöm einen Vortrag zu Nikotinabhängigkeit und ihre Behandlungsmöglichkeiten. Dabei erstaunte er mich und die meisten anderen Zuhörer mit der Aussage, daß die einzelnen Nikotinersatzprodukte, die gegenwärtig verfügbar sind, nur schwach bis mittelstark Abhängigen helfen könnten. Raucher mit einem Fagerstöm-Wert von sechs und höher würden hingegen davon nicht profitieren! Für diese Raucher sei eventuell die gleichzeitige Verwendung von Nikotinpflaster und Nikotin-Nasenspray hilfreich. Jedenfalls müßten stark abhängige Raucher eine Menge Entschlossenheit, Motivation und Durchhaltevermögen mitbringen oder aufbauen. Die psychologischen Voraussetzungen seien hier ungleich wichtiger – ein Raucher ist also doch mehr als ein nikotinverarbeitender Mechanismus! Und in einem anschaulichen Vergleich beschrieb er die Wirkungsweise von Nikotinsubstitution: Einem Raucher die Zigaretten wegzunehmen und statt dessen Nikotinpflaster oder -kaugummi zu geben wäre in etwa so, wie wenn man einem Formel-1-Fahrer seinen Rennwagen wegnehmen und ihm dafür einen Golf Diesel hinstellen würde.

Es existieren aber auch ganz pragmatische Suchtaspekte. Wie oben schon ausgeführt, geben nahezu alle Teilnehmer von professionellen Raucherentwöhnungsmaßnahmen an, sich von Zigaretten abhängig zu fühlen. Wer will da widersprechen? Die Selbsteinschätzung eines Rauchers, süchtig zu sein, ist jedenfalls für mich der erste und wichtigste Suchtaspekt. Sicher ist es weder toll noch sozial erwünscht, sich selbst als abhängig zu bezeichnen; aber aus dieser Erkenntnis erwächst auch Motivation und Bereitschaft, sich für das Erreichen des Ziels Rauchfreiheit einzusetzen.

Ein weiterer Aspekt, der für das Vorhandensein eines süchtigen Verhaltens spricht, sind die diversen zwanghaften Phänomene wie Rauchzwang, Beschaffungszwang oder der Zwang zur Vorratshaltung. Einige ganz Schlaue versuchen allerdings, dem Beschaffungszwang ein Schnippchen zu schlagen, in dem sie sich immer stangenweise Zigaretten besorgen und zu Hause bunkern. Diese Raucher überfällt die suchttypische Unruhe jedoch bereits, wenn die letzte Stange angebrochen wird!

Der Beschaffungszwang soll Gegenstand einer eingehenderen Beschreibung sein: Was versteht man genau darunter? Stellen Sie sich vor, es ist Fernsehfußballabend, Europapokal mit Ihrer Lieblings-Bundesliga-Mannschaft. Sie haben sich schon den ganzen Tag darauf gefreut und deswegen auch vergessen, sich rechtzeitig um Rauchvorrat zu kümmern. Gegen Ende der ersten Halbzeit stellen Sie entsetzt fest, daß nur noch drei Zigaretten in der Packung sind. Sie fangen an zu rechnen: Eine wollten Sie gerade rauchen, eine weitere wird in der Schlußphase fällig (wenn Sie es wirklich so lange hinauszögern können), und die vor dem Zubettgehen ist sowieso obligatorisch. Aber dann haben Sie für morgen früh keine mehr – das ist unmöglich! Und wenn es heute gar Verlängerung gibt? Und Elfmeterschießen? Nicht auszudenken!

Also, sei es, wie es wolle – Nachschub muß her, am besten in der Halbzeitpause. Zum Glück ist der nächste Automat ja nicht weit weg. Rein in die Klamotten, raus zur Türe – oh, daß es derart regnet, hatten Sie gar nicht bemerkt. Na ja, die 300 Meter wird es auch ohne Regenschirm gehen. Naß bis auf die Haut kommen Sie am Automat an. Rein mit dem Fünfer, Sie zerren an der Klappe, aber die klemmt: Ihre Marke ist ausgegangen. Entweder Sie rauchen was anderes – oder Sie lassen den Fünfer wieder raus und fahren in Ihre Stammkneipe, um sich dort welche zu holen.

Sie haben keine Wahl – das andere Kraut im Automaten taugt nicht als Ersatz. Also zurück, wieder 300 Meter durch strömenden Regen. So ins Auto steigen? Da fangen ja die Sitzpolster an zu faulen! Hoch in die Wohnung, raus aus den Klamotten, rein in die neuen, trockenen. Wie spät? Au weia, die zweite Halbzeit läuft ja bereits. Aber es gibt keinen Weg zurück. Jetzt auf zur Stammkneipe, aber mit Tempo. Ach du grüne Neune, heute ist Mittwoch,

Ruhetag! Wo ist die nächste Kneipe? Noch mal ein, vielleicht zwei Kilometer, noch mal ein paar Minuten verloren. Da – endlich! – und geöffnet hat sie auch. Nichts wie rein, da gibt's Zigaretten, Fünfer in den Automaten, der fällt durch, noch mal versuchen, wieder dasselbe; zum Wirt – »Bitte wechseln!« – »Gehen Sie mal zur Bedienung.« – aber die kassiert gerade ab: Ihr Puls steigt in bedrohliche Höhen ...

Die nächsten Stationen schenken wir uns. Sie kommen zu Hause an, und der Schiedsrichter pfeift das Spiel gerade ab. Ihre Mannschaft hat in der zweiten Halbzeit vier Tore geschossen und »das beste Spiel gezeigt, das ich je kommentieren durfte« (Zitat des Reporters). Sehen Sie, auch diese Geschichte hat ihr Happy-End.

So wie die Angst die Schwester des Mutes ist, gehört die Anwesenheit von Entzug oder die Angst vor den Symptomen zur Sucht. Anders ausgedrückt: Wo Entzug ist, muß vorher Sucht gewesen sein. Bei meinen bisherigen Klienten konnte ich die beruhigende Beobachtung machen, daß die Angst vor den körperlichen Entzugssymptomen fast immer größer war als die tatsächlichen Symptome. Wenn Sie an dieser Stelle darauf warten, daß ich Ihnen hier eine Beschreibung aller Entzugssymptome in Zusammenhang mit der Aufgabe des Rauchens schildere, muß ich Sie enttäuschen: Ich möchte nämlich nicht, das Sie bei einem Ausstiegsversuch das an Symptomen erleben, was Sie an dieser Stelle gelesen haben!

Ein weiteres pragmatisches Suchtphänomen ist das häufig anzutreffende Vor- und Nachrauchen bei unfreiwilligen Rauchpausen. Woran erkenne ich einen Raucher im Kino? Er kommt erst kurz vor Filmbeginn, weil er den Abstand bis zur nächstmöglichen Zigarette (die nach Filmende) möglichst gering halten will. Noch auf dem Weg aus dem Kinosaal kramt er dann seine Schachtel hervor, steckt sich schon mal die Zigarette zwischen die Lippen und genießt den ersten Atemzug an der sogenannten frischen Luft bereits angereichert. Ähnliches läßt sich bei Besuchen bei Nichtrauchern feststellen; erst kurz bevor der Raucher die Klingel betätigt, drückt er mit der Schuhspitze die letzte Zigarette aus.

Die Wahrnehmung, süchtig zu sein, wird zusätzlich durch das wiederholte Scheitern von Aufhörversuchen gestärkt, auch von solchen, bei denen sich der Entwöhnungswillige wirklich angestrengt hat.

Ich möchte schließlich noch einen letzten Punkt anführen, der auf Süchtigkeit hinweist: das Unterschreiten eigener moralischer Standards, um zu rauchen. Was ist damit gemeint? Eine Kursteilnehmerin berichtete in einer Nachbetreuungsstunde (also nach ihrem Ausstiegsdatum) von einer übermächtigen Verlangensattacke: Schließlich hielt die Frau es nicht mehr aus und durchsuchte den Hausmüll – genauer gesagt: den Naßmüll. Dort fand sie eine feuchte Kippe, von der sie annahm, daß diese von ihrem Mann stammte. Diese Zigarette hat sie dann geföhnt, um sie anschließend direkt zu rauchen. Erst hinterher fragte sie sich angesichts ihres Verhaltens, ob mit ihr eigentlich noch alles in Ordnung sei ... Hierzu fällt mir noch jene Kursteilnehmerin ein, die niemals einen Film im Kino ohne Zigaretten-Unterbrechung sehen konnte.

Nach diesen Ausführungen werden Sie mir hoffentlich beipflichten: Rauchen kann sich zu einer Sucht entwickeln. Das Rauchen bringt – zumindest vorübergehend – somit auch Linderung von Symptomen, die erst durch das Rauchen verursacht werden.

12. Nikotin – eine ölige und gelbliche Flüssigkeit

Die Kapitelüberschrift bezieht sich auf die Erscheinungsform von Nikotin im Reinzustand. Den meisten wird es hinlänglich bekannt sein: Nikotin ist der Bestandteil einer Zigarette, der für die unmittelbaren körperlichen und geistigen Auswirkungen des

Rauchens verantwortlich ist – und dadurch auch für die Ausbildung einer pharmakologischen Sucht. Nikotin wirkt auf das gesamte Nervensystem und führt zu solchen Phänomenen wie beschleunigter Herzschlagrate, ansteigendem Blutdruck sowie Absinken der Hauttemperatur (vor allem an den Händen) und des elektrischen Hautwiderstandes.

Beim Rauchen erreicht das Nikotin in weniger als 10 Sekunden die dafür sensiblen Regionen im Gehirn. Im Vergleich zu anderen Drogen ist es gerade diese schnelle Resorption des Suchtstoffes im Blutkreislauf, die den Kick verschafft. Je nach Ausgangssituation nimmt der Raucher dann eine anregende oder eine eher beruhigende Wirkung wahr; man hat das Gefühl, aufmerksamer zu sein und besser nachdenken bzw. erinnern zu können. Schmerz und Hunger lassen nach; die Bewältigung von Belastungen und Aggressionen fällt leichter. Die Halbwertzeit des Nikotins im Gehirn beträgt etwa 15 Minuten. Der Großteil wird in Lunge, Leber und Niere abgebaut und mit dem Harn ausgeschieden.

Raucher sind außerdem dazu in der Lage, durch Variationen ihrer Rauchtechnik den Nikotinspiegel auch unabhängig von der Anzahl und Stärke der Zigaretten konstant hoch zu halten: Mal wird stark inhaliert und der Rauch verbleibt lange in der Lunge, mal wird nur daran genuckelt, mal wird die Zigarette bis zum Filter geraucht, mal wird sie bereits nach der Hälfte weggeworfen.

Nikotin ist übrigens nicht jener Bestandteil der Zigarette, der für die allgemein bekannten Gesundheitsrisiken verantwortlich ist: Zwar kann Nikotin bei Überdosierung zu Übelkeit, Schwindelgefühlen, Brechreiz und Zittern führen, aber an den Krebserkrankungen sind etwa 40 andere im Tabakrauch enthaltene Stoffe schuld. Und ein weiterer Schadstoff ist an dieser Stelle zu nennen: Das Kohlenmonoxid (CO), das in erster Linie den Sauerstofftransport im Blut behindert und dadurch zu chronischen Gewebeschädigungen führt. Der CO-Gehalt im Zigarettenrauch ist so hoch, daß die Zigarette eine Abgasuntersuchung, wie sie für Kraftfahrzeuge vorgeschrieben ist, nicht bestehen würde.

13. Schwierigkeiten ohne Ende

Raucher, die zu professionellen Hilfen greifen, sind häufig »schwierige Fälle« und zeichnen sich durch folgende Erlebensweisen und Kognitionen aus:

Wenn ich aufhöre,
… werde ich mich schlecht fühlen.
… werde ich nur noch ein Nervenbündel sein.
… werde ich aggressiv und ungenießbar sein.
… wird meine Arbeit darunter leiden.
… wird mein Leiden groß und von langer Dauer sein.
… werde ich es wahrscheinlich sowieso nicht schaffen und mich dann wie ein Versager fühlen.
… werde ich zu einem lustfeindlichen, langweiligen und militanten Nichtraucher werden.

Haben Sie eine genaue Vorstellung, welche Schwierigkeiten auf Sie zukommen, wenn Sie mit dem Rauchen aufhören wollen? Wohl nicht. Haben Sie folgenden Gedanken »Ich probiere es einfach mal, aber wenn es zu schwer wird, dann sehe ich schwarz« dazu schon einmal gedacht? Genau diese Haltung ist ein Problem: Nicht zu wissen, was auf Sie zukommt, und zu verlangen, daß es aber ja schön leicht geht. In der Vorstellung vieler Entwöhnungswilliger existieren entsprechend nur zwei mögliche Verläufe eines Ausstiegsversuchs:
1. Es fällt mir leicht und dann schaffe ich es auch.
2. Es fällt mir schwer und dann schaffe ich es nicht.

Das folgende Kapitel will Ihnen anschaulich machen, warum es gar nicht leicht sein kann, mit dem Rauchen aufzuhören. Es ist mit mittleren Schwierigkeiten zu rechnen, die Sie bei guter Vorbereitung meistern werden. Alle wichtigen Dinge in Ihrem Leben haben Sie sich erarbeitet, und es war nicht immer leicht. So ist es auch in der Raucherentwöhnung.

Die Macht der Gewohnheit hat sich bei einem richtigen Raucher voll entfalten können. Nicht umsonst reden wir von »sich das Rauchen angewöhnen« und »Raucherentwöhnung«. Wie schwierig es sein kann, eine Gewohnheit abzustellen, darf ich an einem autobiographischen Beispiel erläutern.

Mit zwölf Jahren spielte ich in der örtlichen Jugendmannschaft Fußball. Es war die große Zeit des deutschen Fußballs – Netzer, Beckenbauer, Libuda, um nur einige zu nennen. Und es war die Zeit des kollektiven öffentlichen Ausspuckens: Fußballer spuckten bei jeder Gelegenheit vor sich hin. Wir wollten damals unseren großen Vorbildern natürlich nicht nachstehen und spuckten ebenfalls, was die Speichelproduktion hergab. Diese Praxis weitete sich zunehmend aus – auch auf die Schule und den dortigen Pausenhof. Eines Tages hörte ich jedoch von einem Mädchen, das mir nicht gerade gleichgültig war: »Diese ewige Rumspuckerei ist echt eklig. Kannst du das nicht bleibenlassen?« Ihre Worte trafen mich, und ich nahm mir ernsthaft vor, das Spucken zu lassen.

Doch so einfach war das nicht! Die ersten Tage sammelte ich noch fleißig Spucke und konnte mich erst im letzten Augenblick davon abhalten zu spucken. Wenn ich mich recht erinnere, hat diese Abgewöhnungsphase einige Wochen angedauert. Inzwischen habe ich dieses Problem aber in den Griff bekommen und leide nicht mehr unter dem Nicht-mehr-ausspucken-Dürfen.

Lassen Sie mich auch hier die Zahlen bemühen: Die Spuck-Phase dauerte etwa ein halbes Jahr; die durchschnittliche Zahl an täglichen Spuckvorgängen wird mit 100 angenommen. Demnach habe ich etwa 18 300 mal gespuckt. Ausspucken enthält keine psychoaktiven Substanzen und macht infolgedessen auch nicht körperlich abhängig.

Für den Vergleich mit dem Rauchen, bei dem die Gewohnheit ja mehr als eine gewisse Rolle spielt, denken wir uns einen 42-jährigen Raucher mit einem durchschnittlichen Konsum von 25 Zigaretten, der schon erwähnten »guten Schachtel« also. Dieser Raucher hat mit 15 Jahren begonnen zu rauchen und ist seit seinem 18. Lebensjahr so richtig dabei. Wie oft inhaliert ein Raucher wohl an einer Zigarette? Da Sie noch rauchen, können Sie bei der nächsten Zigarette ja mal mitzählen. Ich gehe für meine Konstruktion von 12 Zügen je Zigarette aus. Danach komme ich auf 2 737 500 Inhalationen in dieser Raucherkarriere. Zigarettenrauch enthält psychoaktive Substanzen und kann demzufolge auch körperlich abhängig machen.

Noch nicht genug? Ein weiteres Problem bei der Aufgabe des Rauchens besteht darin, daß für viele Raucher das Anzünden einer Zigarette eine umfassende Belohnungsfunktion hat. Es gibt also kaum eine noch so kleine Heldentat, für die ein Raucher sich nicht durch das Rauchen einer (oder mehrerer) Zigaretten belohnen könnte. Wir beobachten auch Vorwegbelohnungen, um sich für unangenehme oder schwierige Aufgaben und Situationen in Schwung zu bringen.

Aber es kommt noch dicker: Das Rauchen dient in vielen Situationen der emotionalen Regulation, und das auf eine phänomenale Art und Weise: Durch das Rauchen einer Zigarette läßt sich eine bestimmte gefühlsmäßige Verfassung verändern – in eine vermeintlich angenehmere gefühlsmäßige Verfassung. Typische Gefühle, die mit Hilfe des kleinen Kunstgriffs modifiziert werden, sind Angst, Ärger, Aggression, Langeweile, Unruhe, Hunger, Wut, Trauer und Unsicherheit. Aber auch positive Gemütszustände liefern den Hintergrund, um die Lust auf Zigaretten zu erzeugen – nach dem Motto: Schönes wird schöner, wenn ich dazu noch rauche.

Also:
- Ich bin aggressiv, dann rauche ich.
- Ich bin ängstlich, dann rauche ich.
- Ich bin aufgeregt, dann rauche ich.
- Ich bin glücklich, dann rauche ich.
- Ich freue mich, dann rauche ich.
- Ich habe gewonnen, dann rauche ich.
- Ich habe verloren, dann rauche ich.
- Ich bin hungrig, dann rauche ich.
- Ich bin übersatt, dann rauche ich.
- Ich bin müde, dann rauche ich.
- Ich kann nicht einschlafen, dann rauche ich.
- Ich empfinde Langeweile, dann rauche ich.
- Ich empfinde Zeitdruck, dann rauche ich.
- Ich fühle mich einsam, dann rauche ich.
- Ich warte auf etwas, dann rauche ich.
- Das, auf was ich gewartet habe, ist eingetreten, dann rauche ich.

Sie sehen, daß Rauchen ganz gegensätzliche Effekte hervorbringen kann. Hinter vielen Bedürfnissen steht das Gefühl, sich mit dem Rauchen in irgendeiner Form etwas Gutes zu tun. Jene Kursteilnehmerin, die auch keinen Kinofilm ohne Rauchpause ansehen konnte, stand jeden Morgen zwei Stunden vor der Familie auf, um in Ruhe rauchen und Kaffee trinken zu können. Ihr Kommentar dazu lautete: Irgend etwas Schönes will sie auch vom Tag haben!

Das Phänomenale beim Rauchen besteht darin, daß das Ersatz-Bedürfnis nach der Zigarette sehr leicht und ohne Verzögerung befriedigt werden kann. Ich verrate Ihnen nicht, wie Sie das später ohne Zigarette anstellen sollen. Unterhalten Sie sich darüber doch einfach mal mit einem Nichtraucher. Die Frage sei aber doch erlaubt: Sollten wir uns ernsthaft auf die Suche nach einem Ersatz für den Ersatz machen?

Kommen wir zur letzten Schwierigkeitskategorie: Raucher, die den Ausstieg aus eigener Kraft nicht geschafft haben, entwickeln häufig ungünstige Einstellungen und Gedanken dazu. Oft sind diese negativen Erwartungen an den Aufhörprozeß und die erste rauchfreie Zeit sogar ein größeres Problem als die oben genannten »natürlichen« Schwierigkeiten. Damit dieses wichtige Thema nicht so trocken und unangenehm ist, gibt es zur Aufmunterung einen kleinen Fragebogen: Fügen Sie in jedes Kästchen eine Zahl zwischen 1 und 5 ein; 1 bedeutet: »Dieser Gedanke ist bei mir gar nicht/nur sehr schwach vorhanden.« 5 bedeutet: »Dieser Gedanke ist bei mir sehr stark vorhanden.«

Einige dieser Gedanken haben eine vermeintliche Schwäche der eigenen Persönlichkeit zum Gegenstand:

Ich habe nicht genügend Willenskraft. _____

Ich habe es schon so oft versucht und noch nie geschafft. _____

Ich kann den Zigaretten einfach nicht widerstehen. _____

Andere Gedanken beziehen sich auf das Ausmaß der Abhängigkeit:

Wenn mein Körper nach Zigaretten verlangt,
kann ich es nicht ohne aushalten. _____

Die Entzugsymptome sind sehr stark
und dauern wochen- oder monatelang an. _____

Wir kennen auch Gedanken, bei denen die negativen Auswirkungen des Ausstiegs im Mittelpunkt stehen:

Wenn ich aufhöre zu rauchen, werde ich dick. ____

Hinterher bin ich nur noch ein Nervenbündel. ____

Ohne Zigaretten kann ich mich nicht mehr
richtig konzentrieren. ____

Schließlich existieren einige Idealvorstellungen zum Rauchen:

Rauchen schmeckt so gut; darauf will ich eigentlich
nicht verzichten. ____

Ohne Zigaretten ist das Leben nur noch halb so schön. ____

Raucher sind einfach gemütlicher – und toleranter. ____

Hin und wieder mal eine Zigarette, das wäre schön. ____

Diese hier geäußerten Meinungen sind keine physikalischen Wahrheiten, sondern Gedanken und Meinungen und als solche auch auf ihre Funktionalität zu überprüfen. Sie sind nicht falsch oder gar dumm; im Gegenteil, sie mogen für die Erlebenswelt eines Rauchers sogar nützlich und sinnvoll sein. Diese Gedanken sind aber ganz sicher nicht nützlich, wenn wir gerade dabei sind, uns das Rauchen abzugewöhnen. Gut an diesen Gedanken ist jedoch, daß wir sie selbst steuern, beeinflussen und verändern können. Diese Fähigkeit unterscheidet uns beispielsweise von Menschen, die an einer schizophrenen oder affektiven Psychose erkrankt sind – solche Menchen haben in vielen Fällen das Gefühl, ihre Gedanken werden »gemacht« bzw. von anderen Mächten gesteuert.

Rauchen wird jedoch ausschließlich vom Kopf – von unseren Gedanken – gesteuert und nicht von den Fingern, dem Mund oder anderen Körperteilen. Auch der Ausstieg muß deshalb in erster Linie im Kopf bewerkstelligt werden.

Greifen wir an dieser Stelle willkürlich den Satz »Ohne Zigaretten ist das Leben nur noch halb so schön« aus dem obigen Fragebogen heraus. Wenn dieser Satz stimmt, ist das Leben eines Rauchers also doppelt so schön wie das eines Nichtrauchers. Ich kann mein Leben also doppelt so schön haben, indem ich wieder anfange zu rauchen. Jetzt mal Hand aufs Herz: Das muß ich mir nicht zweimal überlegen – wenn Sie recht haben, dann will ich auch wieder rauchen!

Überprüfen wir die Auswirkungen dieser als hinderlich bezeichneten Gedanken. Gehen wir davon aus, Sie haben einige Tage nicht geraucht, sind eigentlich ganz guter Dinge und werden aus heiterem Himmel von einer sogenannten Verlangensattacke heimgesucht: Plötzlich haben Sie unbändige Lust, auf der Stelle eine Zigarette zu rauchen. Gleichzeitig kommen Ihnen Gedanken wie »Ich habe es mir fast gedacht: Ich kann es ohne Zigarette einfach nicht aushalten« oder » Jetzt habe ich schon fünf Tage hinter mir und dann so was: Ich habe einfach nicht genügend Willenskraft«. Wie werden diese Verlangensattacken wohl verlaufen? Seien wir ehrlich: Sie werden vielleicht noch eine Weile Widerstand leisten und sich dann in Bewegung setzen, um die nächste Zigarettenquelle anzuzapfen.

Jetzt wollen wir diese hinderlichen Gedanken Punkt für Punkt abhandeln.

Ich habe nicht genügend Willenskraft: Wenn Sie hier einen Wert von 4 oder 5 eingegeben haben, dürfen Sie sich jetzt zurücklehnen – denn Sie glauben, etwas nicht in ausreichendem Maße zu besitzen, was es sowieso nicht gibt! Was Sie an inneren Werten brauchen, um mit dem Rauchen aufzuhören, ist Motivation, die Fähigkeit, sich vorzustellen, Nichtraucher zu sein, und Durchhaltevermögen. Diese drei Voraussetzungen bringen Sie teilweise mit, und wir werden gemeinsam daran arbeiten, daß Sie sie in ausreichendem Maße ausbilden.

Ich habe es schon so oft versucht und noch nie geschafft: Mit jedem Aufhörversuch steigern Sie die Erfolgsaussichten. Wir sollten unterscheiden zwischen spontanen, unvorbereiteten Entschlüssen und einem geplanten und vorbereiteten Ausstieg, bei dem Sie sich zusätzliche Hilfe organisiert haben (zum Beispiel dieses Buch). Die Ausstiegserfahrungen, die bereits hinter Ihnen liegen, lassen keinerlei Prognosen über die Erfolgschancen dieses Ansatzes zu. Wenn Sie sich jedoch überwiegend mit einem Mißerfolg auseinandersetzen, wird dieser allein durch diese negative Erwartung wahrscheinlicher.

Ich kann den Zigaretten einfach nicht widerstehen: Sind es wirklich die Zigaretten, denen Sie nicht widerstehen können? Und gibt es nicht Situationen, in denen Sie freiwillig aufs Rauchen verzichten, weil Sie etwas tun, das Ihnen wichtiger ist oder mehr Spaß macht? Gut, vom Nikotin sind Sie in einem gewissen Maße körperlich abhängig. Inzwischen wissen Sie aber auch, daß für die meisten Aufhörwilligen der körperliche Entzug nicht das Hauptproblem darstellt. Ich wiederhole noch mal: Das Rauchen bringt vorübergehend Linderung von Symptomen, die durch das Rauchen verursacht werden. Wenn Sie jedoch in einer Verlangensattacke denken, daß Sie jetzt den Zigaretten nicht länger widerstehen können – wie wird diese Attacke dann wohl ausgehen?

Wenn mein Körper nach Zigaretten verlangt, kann ich es nicht ohne aushalten: Sind Sie wirklich bloß ein nikotinverarbeitender Organismus, der sklavisch befolgt, was der Nikotinspiegel ihm befiehlt? Wenn Sie eine halbe Minute nachdenken, werden Ihnen mindestens drei Situationen einfallen, in denen Sie es trotz starkem Verlangen geschafft haben, ohne Zigaretten zu überleben. Zu denken, daß Sie es ohne Nikotin nicht aushalten, treibt Sie gezwungenermaßen zum nächsten Zigarettenautomaten.

Die Entzugssymptome sind sehr stark und dauern wochen- oder monatelang an: Eine der angenehmsten Informationen, die ich Ihnen hier bieten kann, ist die Tatsache, daß die körperlichen Entzugssymptome in aller Regel nach einer Woche, spätestens aber nach 10 Tagen vorüber sind. Außerdem sind die allerwenigsten Kursteilnehmer, die ich im Laufe der letzten 10 Jahre betreut habe, wegen dieser Symptome gescheitert. Die Mehrzahl aller Entwöhnungswilligen empfindet keine oder nur sehr schwache Entzugssymptome. Die Angst vor dem Entzug ist oft viel größer als die tatsächlich erlebten Phänomene. Das schlimmste Entzugssymptom ist eher mentaler Natur: der Zwang, ans Rauchen denken zu müssen, wenn Sie nicht mehr rauchen wollen. Wenn Sie dennoch glauben, daß der Nikotinentzug bei Ihrem Ausstieg eine entscheidende Rolle spielen wird, besorgen Sie sich vorbeugend Nikotinersatz durch entsprechende Pflaster oder Kaugummis. Kaugummi hat hier den Vorteil, daß das Nikotin schneller zu den entscheidenden Schaltstellen im Gehirn gelangt.

Hinterher bin ich nur noch ein Nervenbündel: Und vorher? Welchen Grad von Entspannung drückt jemand aus, der in einer Belastungssituation an einer Zigarettenschachtel herumnestelt und sich dann eine Zigarette ansteckt? Ist es etwa gut, Ihre Nervosität und Anspannung mit einer hochaktiven Substanz namens Nikotin zu verstärken? Oder denken Sie bei diesem Satz an die Ruhelosigkeit nach dem Ausstieg, insbesondere die der Finger und Hände? Es ist keine Schande, die erste Zeit nach dem Ausstieg Bierdeckel zu zerpflücken – ich empfehle sogar, gezielt »Fummelersatz« mit sich zu führen und anzuwenden.

Hier soll die Geschichte vom Straßenbahnführer eingefügt werden, der an den beiden Wendeschleifen immer vier Minuten Pause hatte, wenn alles nach Plan lief. Diese vier Minuten genügten gerade, um auszusteigen, genüßlich eine Zigarette zu rauchen und wieder weiterzufahren. Aber es lief oft nicht alles nach Plan. Gelegentlich stand eine Ampel auf Rot, oder der Einstieg der Fahrgäste verzögerte sich. Dann hatte unser Straßenbahnführer plötzlich Streß, denn er wußte, daß von den vier Minuten Pause nur noch zwei Minuten bleiben würden. Und diese zwei Minuten würden ihm einfach nicht reichen, um sich beim Rauchen zu entspannen. Diese Aussicht wiederum ärgerte ihn bereits auf der Hinfahrt zu seiner Pause, während der Pause und noch bei der Weiterfahrt. Er hatte weder etwas von der Pause gehabt, noch von der Zigarette. Die Laune für diese Schicht war ihm gründlich verdorben worden, und oft nahm er den Frust noch mit nach Hause. Das alles hat unser Straßenbahnführer erst erkannt, nachdem er mit dem Rauchen aufgehört hatte!

Ohne Zigaretten kann ich mich nicht mehr richtig konzentrieren: Was machen wohl Nichtraucher, um sich zu konzentrieren? Oder sind Sie der Meinung, Nichtraucher können sich gar nicht richtig konzentrieren? Schach ist eine Sportart, die im Ruf steht, höchste Konzentration zu erfordern. Der Badische Schachverband hat vor einigen Jahren ein Rauchverbot in den Spiellokalen verhängt. Die Spielstärke der einzelnen Spieler hat sich durch diese Maßnahme jedoch nicht nennenswert verändert. Meines Wissens sind die derzeit besten Schachspieler alle Nichtraucher. Warum dieser Gedanke dennoch immer wieder auftaucht, scheint vielmehr an der Handlung selbst zu liegen. Wenn ein Raucher in einer schwierigen Situation nicht weiterkommt, zündet er sich erst mal eine Zigarette an; d.h., er macht eine Pause, um Abstand zu gewinnen, und lenkt dadurch seine Aufmerksamkeit von der eigentlichen Aufgabe ab – und hat danach vielleicht ein Erfolgserlebnis.

Für den Fall, daß Sie Nichtraucher werden und bleiben wollen – machen Sie sich das Dasein nicht unnötig schwer, indem Sie die Ursache dafür, daß Sie eine Aufgabe nicht gleich lösen können, auf fehlende Konzentrationsfähigkeit infolge Nikotinmangels schieben. Nicht alles, was nach dem Ausstieg schiefläuft, geht deshalb schief, weil Sie ausgestiegen sind!

Rauchen schmeckt so gut; darauf will ich eigentlich nicht verzichten: Wie gut schmeckt es denn? So gut wie Ihr Lieblingsessen? Oder wie ein guter Wein? Wie Schokolade? So gut wie ein Kuß? Mit welchen Sinneszellen nehmen Sie den Geschmack von Zigaretten denn wahr? Schmecken Ihnen alle Zigaretten richtig gut? (Schauen Sie doch noch einmal auf Ihre Raucherkarte!) Hat Ihnen Ihre allererste Zigarette auch schon so geschmeckt? Wie würde die Zigarette wohl einem Nichtraucher schmecken? Wahrscheinlich gab es eine Phase in Ihrer Raucherkarriere, in der Ihnen das Rauchen vor allem geschmeckt hat; aber wann haben Sie Ihre Sinne zum letzten Mal dazu benutzt, um diese Einschätzung zu überprüfen? Ich behaupte, daß Sie vor allem wegen des Effekts, wegen der Wirkung rauchen – und nicht wegen des vermeintlichen Geschmacks der großen, weiten Welt!

Raucher sind einfach gemütlicher – und toleranter: Ein psychoanalytisch orientierter Kollege hat bei einem Telefongespräch einmal erwähnt, daß Rauchen eine faszinierende Möglichkeit böte, zwischenmenschliche Nähe herzustellen und sich gleichzeitig anzustänkern. Das ist sicher eine interessante Betrachtung. Haben nicht auch Übergewichtige den Ruf, gemütlich zu sein? Ich meine, Toleranz ist eine Persönlichkeitseigenschaft; und die wird nicht durch ein Verhalten wie das Rauchen geprägt. Freuen Sie sich also lieber auf eine Gemütlichkeit, bei der Sie sitzen bleiben können, um das zu tun, auf was Sie Lust haben – ohne Ihre Aufmerksamkeit ständig auf die mentalen Entzugserscheinungen richten zu müssen!

Hin und wieder mal eine Zigarette, das wäre schön: Ich will nicht beurteilen, ob das schön wäre oder nicht. Ich weiß nur, daß Raucher, die ein solches Buch kaufen, nicht dazu in der Lage sind, kontrolliert wenig zu rauchen. Unser Ziel heißt schlicht »Totalabstinenz«. Der Schalter, der bei Ihnen das Rauchen regelt, kann entweder aus sein – dann sind Sie Nichtraucher – oder an – dann sind Sie Raucher. Von vielen hundert Kursteilnehmern und Einzelklienten, die ich kennengelernt habe, hat es nicht einer geschafft, auf Dauer kontrolliert wenig zu rauchen. Nebenbei bemerkt: Es ist für Sie außerdem viel einfacher, gar nicht zu rauchen, als weniger zu rauchen.

14. Der Blick in den Spiegel und weitere Motivationshilfen

Der Blick in den Spiegel verrät Ihnen, daß auch Ihre Haut sich darauf freut, daß Sie bald Nichtraucher sein werden. Um die ungünstigen Auswirkungen des Rauchens auf Ihre Haut unsichtbar zu machen, müssen Sie reichlich pudern und cremen. Aber das ist nur eine der möglichen Bedeutungen dieser Kapitelüberschrift.

Wie groß wird der direkte Nutzen sein, wenn ich Ihnen sage, daß es viele gute Gründe gibt, mit dem Rauchen aufzuhören? Wohl nicht nennenswert, weil Sie ja wissen, daß es vernünftiger ist, nicht zu rauchen. Wie viele von Ihnen werden auf die Information, daß Nichtrauchen Vorteile hat, mit einem sofortigen erfolgreichen Ausstieg reagieren? Wohl keiner; das hat Ihnen bisher nicht geholfen, und das hilft Ihnen auch jetzt nicht.

Was aber sehr wohl helfen kann, ist das Erstellen einer ganz persönlichen Motivationsliste. Dabei sollen allerdings positive Veränderungen im Vordergrund stehen – und nicht der Wegfall von tatsächlichen und möglichen Nachteilen! Wenn Sie genau wissen, warum Sie in einer schwierigen Verlangenssituation nicht rauchen wollen, wird es Ihnen leichter fallen, diese Krise zu überstehen. Menschen, die gute Gründe haben, um mit dem Rauchen aufzuhören, haben größere Erfolgsaussichten beim Ausstieg. Deshalb fällt es beispielsweise schwangeren Frauen oft leicht, auf einen Schlag aufzuhören, sobald sie von ihrer Schwangerschaft erfahren: Sie haben einen guten Grund!

Die Bewertung der Vor- und Nachteile des Rauchens verändert sich im Laufe Ihrer Raucherkarriere; gerade jetzt, wenn Sie den aktiven Entschluß gefaßt haben, mit dem Rauchen aufzuhören, gewinnen die Vorteile des Nichtrauchens enorm an Bedeutung.

Erstellen Sie eine ganz persönliche Motivationsliste, in der Sie für sich selbst gefühlsmäßig bedeutsame Vorteile des Nichtrauchens formulieren. (Hier ist die gefühlsmäßige Bedeutsamkeit das Entscheidende; Sie tun sich keinen Gefallen, wenn Sie Gründe angeben, die vielleicht vernünftig, für Sie aber ohne tiefere Bedeutung sind.) Versuchen Sie, zu allen angegebenen Bereichen einen hilfreichen Gedanken zu finden! Damit Sie nicht stundenlang grübeln müssen, habe ich jeweils ein Beispiel vorgegeben.

Wenn ich rauchfrei bin, verbessert sich

– meine soziale Situation (in Bezug auf meine Umwelt), weil ich
wieder überall hingehen kann, ohne darüber nachzudenken, wo ich rauchen kann.

– meine finanzielle Situation, weil ich
als Nichtraucher jedes Jahr 2 400 DM mehr Geld für Vergnügungen zur Verfügung habe.

- meine Lebensbedingungen unter ästhetischen Gesichtspunkten, weil ich
  immer das Gefühl habe, daß ich gut rieche.

- die Meinung, die ich von mir selbst habe (mein Selbstbild), weil ich
  dann etwas geschafft habe, woran ich schon sooo lange arbeite.

- meine körperliche Leistungsfähigkeit, weil ich
  meinem Hobby Tiefseetauchen wieder richtig nachgehen kann.

- mein Wohlbefinden, weil ich
  das noch vom letzten Aufhörversuch weiß.

- meine Situation in der Familie, weil ich
  dann meine Kinder immer in den Arm nehmen kann.

Welche zusätzlichen Vorteile fallen Ihnen ein? Denken Sie an Zigarettenpausen, Vorrat, Ängste, Konflikte, Übelkeit, Vorwürfe, andere Raucher, Aufwand …

Als Nichtraucher

_____

_____

_____

_____

_____

Zum Thema Geld will ich noch einige Bemerkungen machen: Ein durchschnittlicher Kursteilnehmer mit einem Tageskonsum von 25 Zigaretten braucht im Monat etwa 210 DM für dieses »Hobby«; im Jahr sind das also über 2 500 DM. Aber was ist das für ein Posten, aus dem er diesen Betrag abzwackt? Natürlich geht dieses Geld nicht vom Bruttoeinkommen ab. Also dann vom Nettoeinkommen? Weit gefehlt – denn von diesem Nettoeinkommen bestreitet der Raucher seinen Lebensunterhalt, bezahlt die Miete oder die Hypothek, sein Auto und das Benzin für sein Auto. Davon ißt und trinkt er, seine Frau und seine Kinder; sie kaufen davon Kleider und Schuhe, bezahlen den Kindergarten, das Taschengeld, den Beitrag für den Tennisclub und das Fitness-Studio, die Computerzeitschriften, die Eintrittskarten für die Fußballspiele und das Kino sowie die nötigen und unnötigen Versicherungen. Davon führt sie ihn mal zum Essen aus und alle zusammen fahren davon in Urlaub. Wenn alles, wirklich alles Notwendige und nicht Notwendige bezahlt ist, bleibt vielleicht – hoffentlich – etwas übrig: das Filetstück unserer Einnahmen, der Teil, der uns so etwas wie Wohlstand empfinden läßt. Das, was wir mehr haben, als wir brauchen. Und von genau diesem Filetstück nehmen Sie 210 DM jeden Monat weg, um sie zum Automaten zu tragen.

Beim nächsten Arbeitsschritt erstellen Sie in Ihren eigenen Worten eine Art Hitparade mit Ihren wichtigsten Beweggründen!

Meine ganz persönlichen Gründe für den Ausstieg

Ich habe geraucht, und jetzt will ich nicht mehr, weil ich erkannt habe, daß es für mich mehr Vorteile hat, rauchfrei zu sein. Hier stehen meine wichtigsten Gründe für den Ausstieg:

Wenn ich nicht mehr rauche, dann

1. _____

2. _____

3. _____

4. _____

5. _____

Von diesem Blatt fertigen Sie in Heimarbeit zwei kleinere Versionen an. Ein Exemplar wird Sie nun ab sofort überallhin begleiten. Das andere Exemplar können Sie an einem Spiegel im Badezimmer (darauf bezieht sich nämlich der Titel des Kapitels) oder an einer Tür bei sich zu Hause anbringen. Wichtig ist, daß Sie sich mehrmals täglich in Gedanken mit Ihren wichtigen persönlichen Vorteilen beschäftigen. Diese Vorteile sollten Ihnen quasi in Fleisch und Blut übergehen, damit Sie auch in starken Verlangenssituationen in der Lage sind, diese automatisch abzurufen. Es ist nämlich schon mehrfach vorgekommen, daß Kursteilnehmer einfach vergessen hatten, daß sie Nichtraucher waren.

Auch dieses ist eine Übung zur Vorbereitung auf den Ausstieg. Wie auf eine wichtige Prüfung müssen Sie sich auf den Ausstieg vorbereiten. Ihre Erfolgsaussichten hängen ganz entscheidend davon ab!

15. Vom rechten Umgang mit Verlangensattacken

Sie hören also bald auf zu rauchen. Und was passiert dann mit der Lust auf Zigaretten? Die ist weiterhin da, vielleicht sogar stärker als zu der Zeit, als Sie noch gedankenlos geraucht haben. Man nennt diese kurzen, aber häufig auftretenden und teilweise heftigen Ereignisse Verlangensattacken. Malen wir den Teufel an die Wand: Sie werden an Ihrem ersten rauchfreien Tag vielleicht 100 Verlangensattacken erleben. Aus Schilderungen von Betroffenen wissen wir aber, daß diese Attacken sehr schnell wieder verschwinden und nach einer halben Minute so weit abgeklungen sind, daß keine erhöhte Rückfallgefahr mehr besteht. Lassen Sie uns eine kleine Rechnung machen: 100 Attacken mal 30 Sekunden ergeben 50 Minuten erhöhte Lust auf Zigaretten – das heißt aber auch, daß Sie über 23 Stunden am Tag »symptomfrei« sind.

Schon an der Plazierung dieses Kapitels merken Sie, daß dies kein üblicher Tun-Sie-dies-&-lassen-Sie-das-Ratgeber ist. Ein Tip oder Ratschlag ist nichts wert, wenn er nicht auf gut vorbereitetes

Terrain trifft und wenn seine Wirksamkeit nicht durch Übung und Disziplin (dieser Begriff läßt sich an dieser Stelle nicht vermeiden) verstärkt wird. Die Wichtigkeit der Übungsaspekte läßt sich anhand eines Beispiels eindringlich verdeutlichen:

Sie spielen kein Tennis? Macht nichts, sicher haben Sie es schon mal im Fernsehen gesehen. Die meisten Grundschläge beim Tennis sind deshalb so schwer auszuführen, weil sie ein erhebliches Maß an Koordination erfordern. Ich könnte Ihnen genaue Tips geben, wie z.B. ein Schlag namens Rückhand-Topspin auszuführen sei. Sie gingen also mit diesen Tips bewaffnet auf einen Tennisplatz, suchten sich einen spielstarken Gegner und hielten sich bei der Rückhand genau an meine Ratschläge. Sie würden nicht einen Ball treffen. Waren etwa meine Ratschläge schlecht gewesen? Nein, es läge an der nicht vorhandenen Praxis und Übung. Die Wirksamkeit eines Tips oder Ratschlags erweist sich erst nach intensivem Üben – im Tennis wie in der Raucherentwöhnung.

Weil ich es Ihnen damit einfacher machen kann, will ich Ihnen den entscheidenden Kniff etwas ausführlicher ganz zu Anfang verraten: Der Schlüssel zur Rauchfreiheit heißt – das ist meine Überzeugung – Aufmerksamkeitsverlagerung. Wie komme ich darauf? Beantworten Sie für sich folgende Frage: Unter welchen Bedingungen fällt es Ihnen denn leicht, nicht zu rauchen? Ich will Ihnen die Antwort nicht vorgeben, deshalb finden Sie meine Meinung dazu erst am Schluß dieses Kapitels.

Das häufigste und schlimmste Entzugssymptom ist der Zwang, ans Rauchen denken zu müssen, obwohl Sie nicht mehr rauchen wollen. Das ist natürlich äußerst lästig, insbesondere, wenn diese Zwangsgedanken Ihnen den überirdischen Genuß einer Zigarette suggerieren, die so wunderbar ist wie keine, die Sie je in der Wirklichkeit geraucht haben. Das, was sich in solchen Verlangensattacken abspielt, bezeichne ich gerne als den »Monolog des Teufelchens«. Hören wir einfach mal hinein:

»Mensch, hab ich jetzt Bock auf eine Kippe, das gibts ja gar nicht. Einfach nur hinsetzen, sichs gemütlich machen und eine rauchen. Da ist doch nichts dagegen zu sagen. Es muß ja nicht mal eine ganze sein, ein paar Züge täten es auch. Das wärs jetzt. Eigentlich muß das auch drin sein – nachher mach ich wieder auf Nichtraucher. So eng darf man das nicht sehen. Daß das so schlimm wird mit der Lust, hab ich mir auch nicht vorgestellt. Was plage ich mich? Wenn es jetzt nicht gleich besser wird, hole ich mir einfach welche. Das Ganze ist ja nicht zum Aushalten. Ich kann mich auf nichts anderes mehr konzentrieren. Was mache ich hier eigentlich so ein Theater? Eine Zigarette und ich hab wieder meine Ruhe. Ich lasse mir doch nicht vorschreiben, was ich zu tun habe. Das Ganze wird mir jetzt zu blöd.«

Können Sie sich vorstellen, einen solchen inneren Monolog zu führen, wenn Sie mit dem Rauchen aufgehört haben? Was ist nun das Tolle an dieser Verlagerung der Aufmerksamkeit? Stellen wir uns die Aufgabe des Rauchens als Wettkampf vor zwischen den Schwierigkeiten und Problemen, die es zu bewältigen gilt, und den Ihnen zur Verfügung stehenden Bewältigungsmöglichkeiten. Wie wird dieser Wettkampf ausgehen? Nun, wenn die Bewältigungsmöglichkeiten stärker sind als die Schwierigkeiten, werden Sie Erfolg haben und den Ausstieg schaffen. Durch gezielte Aufmerksamkeitsverlagerung gelingt es Ihnen auf effektive Weise, die Schwierigkeiten (sprich: Verlangensattacken) in Grenzen zu halten und gleichzeitig die Widerstandskraft gegen diese Attacken zu stärken. Das sind doch schöne Aussichten, meinen Sie nicht auch? Die Aufmerksamkeitsverlagerung unterscheidet sich grundsätzlich vom Mechanismus des Verdrängens – diese Bewältigungsstrategie zeichnet sich gerade durch ihren aktiven Charakter gegenüber dem vorwiegend passiven Verdrängen aus.

Auch wenn Sie Ihren ersten rauchfreien Tag bereits hinter sich haben, werden Sie immer wieder Lust auf Zigaretten bekommen –

also Verlangensattacken erleben. Viele frischgebackene Ex-Raucher machen hier einen entscheidenden Fehler: Sie stellen sich vor, wie schön es wäre und wie gut es täte, jetzt eine Zigarette zu rauchen! Damit Sie von diesen Attacken nicht bezwungen werden, müssen Sie jetzt das Prinzip der Aufmerksamkeitsverlagerung anwenden. Diese Strategie hat sich bei vielen Teilnehmern des Freiburger Raucherentwöhnungsprogramms bewährt.

Aufmerksamkeitsverlagerung ist eine Bewältigungsstrategie, die bei jeder Verlangensattacke angewendet werden sollte; je schneller wir die Aufmerksamkeit verlagern, desto weniger hat die Verlangensattacke die Möglichkeit, sich auszubreiten!

Vorgehensweise bei Verlangensattacken

– Nehmen Sie zur Kenntnis, daß Sie gerade eine Verlangensattacke erleben; damit war zu rechnen – in Anbetracht der Dauer und Intensität Ihrer Raucherkarriere ist dies ein ganz normaler Vorgang.

– Wenden Sie Ihre Aufmerksamkeit von dem Verlangen nach einer Zigarette ab – es hilft Ihnen nicht weiter, sich auszumalen, wie schön etwas wäre, das Sie nicht mehr machen wollen! Richten Sie Ihre Gedanken auf etwas anderes; z.B. darauf, welche Vorteile es Ihnen bringt, wenn Sie nicht rauchen.

– Sie werden feststellen, daß die Lust zu rauchen Sie nur ganz kurze Zeit belästigt; die Verlangensattacke wird bald schwächer, und von nun an können Sie leicht mit ihr fertig werden.

– Nachdem Sie aktiv Ihre Aufmerksamkeit auf etwas anderes gelenkt haben, können Sie ein Bewältigungsverhalten Ihrer

Wahl ausführen: Wenn Ihnen nach Entspannung zumute ist, wählen Sie die Methode, auf die Sie gerade am meisten Lust haben oder die der Situation angemessen ist. Vielleicht wollen Sie einen Schluck trinken, mit jemandem über das Nicht-Rauchen reden oder einen Tagtraum einlegen.

– Wie Sie bereits wissen, kommt die nächste Verlangensattacke bestimmt. Sie haben jetzt schon gute Erfahrungen mit der Aufmerksamkeitsverlagerung gemacht und erlebt, wie effektiv dieses Prinzip wirkt. Wenden Sie diese mentale Strategie erneut an.

Abrunden will ich die Ausführungen zur Aufmerksamkeitsverlagerung mit einer persönlichen Geschichte. Ich hatte früher Probleme mit der Hausarbeit, besonders mit dem Geschirrspülen. Wenn ich an der Reihe war, habe ich mich immer intensiv damit befaßt, wieviel oder wie wenig Lust ich habe. Oft fühlte ich mich dann schlecht, und es ist mir deshalb sehr schwergefallen, der Aufgabe nachzukommen. Mißmutig und genervt habe ich es »hinter mich gebracht«.

Seit ich Raucherentwöhnung durchführe, kann ich das Prinzip der Aufmerksamkeitsverlagerung auch bei diesem Problem anwenden. Inzwischen weiß ich, daß es keinen Sinn macht, meine Lust oder Unlust auf Geschirrspülen ins Zentrum meines Denkens zu stellen. Eigentlich spielt es keine Rolle, ob und wieviel Lust ich dazu habe – es zählt nur, daß es gemacht wird. Ich bin dadurch nicht zu einem begeisterten Spüler geworden – Einladungen zu Spülorgien sind also unnötig –, aber ich habe es ganz gut hingekriegt, auch launemäßig. Die Spülmaschine räume ich heute manchmal richtig gerne ein.

Hier finden Sie also endlich die Antwort auf die Frage, unter welchen Bedingungen es Ihnen leicht fällt, nicht zu rauchen: Wenn Sie, aus welchen Gründen auch immer, nicht ans Rauchen denken. Folglich ist die Aufgabe des Rauchens ein Erlernen der Fähigkeit, immer weniger daran denken zu müssen. Genau diesen Prozeß unterstützt die oben beschriebene Aufmerksamkeitsverlagerung.

16. Bloß keine Diät – dafür ein neues körperliches Gleichgewicht

Im Vorwort war von einem anti-diätischen Ansatz die Rede. Diesem Versprechen möchte ich in diesem Abschnitt Inhalt verleihen. Der Antidiätansatz beruht auf der Erkenntnis, daß durch eine Diät ein körperlicher und psychischer Mangelzustand erzeugt wird, der unweigerlich ein unstillbares Verlangen nach dem – lassen Sie es mich kraß ausdrücken – verbotenen Essen weckt. Während einer Diät erhält der Körper ständig die Information, daß er sich quasi in einer Notsituation befindet. In dieser Notsituation besteht ein vorrangiges Ziel darin, Reserven zu mobilisieren (das wäre ja erwünscht) und den Umsatz zu reduzieren (genau das bezwecken wir aber nicht, und das macht die Diät so mühsam). Ist die künstlich herbeigeführte Notsituation Diät vorbei, bleibt der Kalorienverbrauch noch für eine gewisse Zeit reduziert. Hinzu kommt, daß der Körper sich nun bemüht, Reserven für die nächste Not anzulegen. Sie können sich vorstellen, wo diese Reserven vorzugsweise abgelegt werden.

Auf der psychischen Ebene passiert Ähnliches: Das, was wir uns ständig versagen, das Verbotene also, gewinnt immer mehr an Attraktivität. Der massiv unterdrückte Wunsch macht sich schließlich heimtückisch und impulsiv bemerkbar. Das Ergebnis lautet unkontrollierbare Gelüste und Heißhunger! Dammbruchartige Freßattacken sind die kaum umgehbare Konsequenz. Das körperlich-seelische Wechselspiel während und nach einer Diät führt auf Dauer zu dem so gefürchteten Jo-Jo-Effekt: Ein paar Monate nach Abschluß der Diät ist das Diät-Ausgangsgewicht um ein paar Kilo überrundet. Der wohl berühmteste Anhänger dieser nutzlosen Ernährungsform verbrachte jahrzehntelang seinen Urlaub am Wolfgangsee.

Wie Sie bereits mehrfach lesen konnten, soll eine unerwünschte Gewichtszunahme über die Prozesse »Erhöhte Genußfähigkeit« und »Gesteigerte Aktivitäten« vermieden werden. Wie soll das funktionieren? Eine wichtige Zwischenetappe auf dem Weg dorthin liegt in der Zurückgewinnung der Körperwahrnehmung. Wenn ich etwas zurückgewinne, bedeutet dies, daß ich es schon einmal hatte oder besaß und dann verloren habe. Verfallen Sie nicht in Selbstvorwürfe, wenn Sie an Ihre Körperwahrnehmung als Raucher denken – sie ist einfach nicht oder nur noch rudimentär vorhanden. Im folgenden geht es um das mehrdeutige Ziel, den Körper ins neue Gleichgewicht zu bringen.

Um gesund zu sein oder zu werden, braucht der Körper Aktivität und Ruhe in einem ausgewogenen Verhältnis. Im Alltag können Sie Ihr Wohlbefinden durch kurze Bewegungsphasen wie Treppensteigen und Gymnastik, aber genauso durch kurze Entspannungspausen (tief durchatmen, an etwas Schönes denken, Entspannungsübung) herstellen. Diese Pausen helfen uns, konzentriert und leistungsfähig zu bleiben – und sorgen auch für die notwendige Abkühlung, wenn der Kopf zu sehr qualmt. In akuten Streßsituationen ist es eine große Hilfe, angestaute Energie in Bewegung umzusetzen.

Planen Sie deshalb über die Woche verteilt Bewegungsphasen und Ruhephasen, damit Sie psychisch im Gleichgewicht bleiben. Natürlich ist der Verbrennfaktor bei regelmäßiger Bewegung und sportlichen Aktivitäten wichtig und sinnvoll, aber das muß in einem gesunden Verhältnis zu Ruhephasen und Pausen zum Auftanken passieren. An sportlichen Aktivitäten empfehle ich Radfahren, Schwimmen, forciertes Gehen oder Laufen, Badminton auf Holzschwingböden oder die Mitgliedschaft in einem Fitneßzentrum. Dort können Sie alle Arten von Bewegungskursen mit so skurrilen Bezeichnungen wie Spinning, Cardio-Work-Out und Callanetics ausüben. Die Mitgliedschaft in einem Fitneßstudio ist nicht gerade kostenlos, aber allemal günstiger als Weiterrauchen.

Vielen ehemaligen Rauchern fällt es merkwürdigerweise leichter, das Aktivitätsniveau hochzuschrauben, als die Ruhephasen und Entspannungszeiten einzuhalten. Oft werden diese kurzen Ruheinseln zu stark mit Zigarettenpausen assoziiert und dann eher vermieden. Jetzt ist Vermeidungsverhalten durch vermehrte Aktivität zwar kurzfristig effektiv – weil damit das Auftreten von etwas Unangenehmem (hier: Verlangen nach Zigaretten) verhindert wird. Auf Dauer jedoch schränkt es uns sehr ein. Als Konsequenz sollten Sie sich zu regelmäßigem Nichtstun anhalten – mehrmals täglich ganz aktiv fünf Minuten. Auftretenden Verlangensattacken nach Zigaretten begegnen Sie mit der im letzten Kapitel beschriebenen Aufmerksamkeitsverlagerung.

Wenn Ihnen diese eher allgemeinen Empfehlungen nicht ausreichen, will ich Sie nachfolgend noch in eine Entspannungstechnik einführen. Dabei wurde ganz bewußt der Progressiven Muskelentspannung der Vorzug vor dem Autogenen Training gegeben; wenn Sie als fortgeschrittener Entspanner bereits mit AT Erfahrung haben, dürfen Sie dieses natürlich weiter betreiben.

17. Entspannung am Beispiel der Progressiven Muskelentspannung nach Jacobson

Bei der progressiven Muskelentspannung werden einige Muskelgruppen Ihres Körpers in einer bestimmten Reihenfolge entspannt. Um eine tiefe Entspannung zu erreichen, wird zunächst die betreffende Muskelgruppe *angespannt* und anschließend *entspannt*. Das Hauptgewicht der Übung liegt auf der Entspannung, die nach dem Lockern und Loslassen der Anspannung ganz besonders intensiv erlebt wird.

Ein Abbau körperlicher Anspannung kann auf Dauer zu einer Linderung streßbedingter, körperlicher Beschwerden (z.B. Spannungskopfschmerzen) führen. Das psychische Wohlbefinden und die Körperwahrnehmung werden durch die Entspannung gefördert.

Wenn Sie die Muskelentspannung erlernt haben, hilft sie Ihnen, Belastungsgefühlen entgegenzuwirken. So wird es Ihnen möglich, in bestimmten Situationen (hier sind in erster Linie Verlangensattacken nach Zigaretten und anderen gegenwärtig unerwünschten Genußmitteln gemeint) gelassener und ruhiger zu reagieren. Sie können diese Entspannungsmethode einsetzen, um sich auf bekannte Belastungssituationen vorzubereiten, so daß Sie sich konzentriert und mit dem nötigen Überblick mit den Anforderungen auseinandersetzen können.

Ablauf der Muskelentspannung

Jede der folgenden Muskelgruppen wird nacheinander jeweils ca. 5 bis 7 Sekunden angespannt und dann ca. 30 bis 40 Sekunden entspannt. Zu Beginn ist es notwendig, in Ruhe und regelmäßig zu trainieren. Mit fortschreitender Fähigkeit zur Entspannung werden die Übungen immer weiter verkürzt, so daß am Ende nur noch ein geringer Zeitaufwand erforderlich ist.

Reihenfolge der Muskelgruppen und Art der Anspannung

Hände und Arme

Hand und Unterarm	– Faust ballen, Unterarm anspannen
Oberarm	– Ellenbogen auf die Unterlage drücken / oder Ellenbogen beugen

Gesicht

Stirn	– Augenbrauen heben, Stirn runzeln
Augen und Nase	– Augen zusammenkneifen, Nase rümpfen
Mund und Kiefer	– Zähne aufeinanderbeißen, Mundwinkel nach hinten ziehen und Zunge gegen den Gaumen drücken

Nacken bis Bauch

Nacken und Hals	– Kinn in Richtung Brust ziehen und gleichzeitig verhindern, daß das Kinn die Brust berührt (Muskeln der vorderen durch die hinteren Nackenteile gegenhalten, bis ein leichtes Zittern spürbar wird) / oder Kopf auf die Unterlage drücken
Schultern	– Schultern hochziehen
Rücken	– runder Rücken, Schultern nach vorne ziehen, Oberkörper nach vorne bewegen, Rückenmuskulatur anspannen / oder Rücken wölben, hohles Kreuz
Brust	– tiefer Atemzug und Luft anhalten, Brustmuskulatur anspannen
Bauch	– Bauch hart machen (Muskeln gegenhalten) / oder Bauch einziehen

	Beine und Füße
Oberschenkel	– Oberschenkel hart machen
Wade und Fuß	– Fuß in Richtung Kopf beugen, Wadenmuskulatur anspannen

Nach der Übung können Sie noch 3 bis 4 Minuten die Entspannung genießen.

Zurücknehmen: Fäuste ballen, Arme beugen und strecken und dabei tief ein- und ausatmen.

18. Gutes Körpergefühl durch gutes Essen

Es macht erheblich mehr Sinn, bewußt zu essen und das Essen zu genießen, anstatt sich mit Diäten zu kasteien. Im Unterschied zur Aufgabe des Rauchens können wir uns das Essen nämlich guten Gewissens weiter einverleiben. Speisen Sie also mit offenen Sinnen und nicht nur nebenbei. Es ist eine Freude, das Mahl schön zu präsentieren und sich aufmerksam und langsam dem Sättigungspunkt zu nähern, um erst bei einem wohltuenden Körpergefühl die Mahlzeit zu beenden. Ißt man dagegen nebenbei oder in Hektik und schlingt das Essen hinunter, hat man viel weniger das Gefühl, wirklich etwas vom Essen gehabt zu haben, und wird schneller wieder Gelüste haben. Diese Gelüste können sich in einem solchen Fall auch auf das Rauchen einer Zigarette beziehen.

Ausgewogenes Essen bedeutet vitaminreich, ballaststoffreich und fettarm zu essen. Das Essen beginnt im Supermarkt oder wo auch immer Sie einkaufen.

Ich möchte noch hinzufügen, daß regelmäßiges Essen in drei Haupt- und zwei Zwischenmahlzeiten günstiger ist als andere mögliche Aufteilungen. So kann der Körper die Kalorien am besten verbrennen, die Leistungsfähigkeit bleibt erhalten, und das Körpergefühl ist besser als z.B. bei lediglich zwei großen Mahlzeiten. Zum Überlisten von Heißhungerattacken bei den Hauptmahlzeiten können Sie übergangsweise auf Kinderbesteck ausweichen. Verbote gibt es grundsätzlich nicht – alles ist erlaubt. Bei Lust auf ungesundes Essen (fett, süß usw.) ist es besser, bewußt davon zu essen und genau das Körpergefühl während und nach dem Essen zu beobachten. Vielleicht verliert der Gegenstand der Begierde dadurch an Attraktivität. Werden nämlich Tabu-Speisen festgelegt, ist der Heißhunger darauf programmiert, und irgendwann ist der Heißhunger stärker als jeder gute Vorsatz.

Gleichgewicht zwischen Kopf und Bauch
Wenn Sie ein guter Leser sein wollen, benutzen Sie Ihr Wissen und halten gesunde und hochwertige Nahrungsmittel bereit. Vielleicht macht Ihnen Ihr Kopf aber dennoch hin und wieder Vorschriften und gibt Anweisungen wie:
– Man darf doch nichts übriglassen.
– In Gesellschaft muß ich doch mitessen.
– Das Essen sieht so schön aus, das muß einfach schmecken.
Dann sollten Sie besser auf Ihren Bauch hören: Bin ich wirklich hungrig? Bin ich vielleicht schon satt? Wenn ich jetzt weiteresse, führt das zu diesem unerwünschten Völlegefühl? Wird sich dieses schöne Essen später nicht wie ein Stein in meinem Bauch anfühlen? Nehmen Sie sich in solchen Situationen immer die Zeit, in Ihren Körper hineinzufühlen und sich nicht durch äußere Gegebenheiten zum Essen oder Weiteressen verleiten zu lassen.

19. Weil es unbedingt sein muß: Übungen und Tips zum Aufhören

Die nachfolgenden Tips lesen sich fast wie eine Speisekarte (ein passenderes Wort konnte ich nicht finden) – benutzen Sie diese auch so: Wählen Sie aus, was zu Ihnen paßt und was Sie für vielversprechend halten. Diese Tips habe nicht ich erfunden, sondern sie haben sich in der Raucherentwöhnung insgesamt bewährt.

Lesen Sie Ihre Liste mit den guten Gründen – auch die am Badezimmerspiegel und in Ihrer Hosentasche.

Entspannungsvorschläge
gehören natürlich auch zum Repertoire, schließlich haben Sie oft genug zu einer Zigarette gegriffen, um die Illusion von Entspannung zu erzeugen.
- Farbenmeditation mit Blumen: Stellen Sie einen Strauß aus dunkelgrünen Tannenzweigen oder roten, blauen und gelben Blumen der Jahreszeit vor sich auf. Beim Anblick dieser Farbenpracht spüren Sie das Anregende und Aktivierende des Rot, die entspannende und beruhigende Wirkung, die von der Farbe Dunkelblau ausgeht, die Stabilität und Selbstsicherheit des Tannengrüns und das Leichte und Befreiende von Gelb.
- Vorstellungsübung am Strand: Stellen Sie sich einfach vor, Sie wären im Urlaub an einem idyllischen Sandstrand am Meer. Die Sonne scheint, Sie fühlen die wohltuende Wärme auf der Haut, den feinen Sand an Ihren Händen, Sie hören das Rauschen des Meeres, sehen den blauen Himmel. Sie fühlen sich sehr wohl und sind völlig entspannt. Stellen sie sich vor, wie Sie alle Ihre Sinne für die Eindrücke dieses Ortes öffnen: Lassen Sie das Licht- und Farbenspiel auf sich wirken, hören Sie dem Rhythmus der Wellen zu, atmen Sie die frische salzige Luft ein, fühlen Sie den

Sand mit den Händen und den Wind auf Ihrer Haut. Nehmen Sie die Ruhe in sich auf, die von diesem Ort ausgeht.
- Hören Sie Musik Ihres Geschmacks.

Löschen – mit Wasser:
- Duschen oder Baden: Sie wissen sicherlich, daß man sich mit Zigaretten manchmal entspannen und manchmal anregen konnte. Diese entgegengesetzte Wirkung erzielen Sie auch ganz einfach mit kaltem oder heißem Wasser beim Duschen und Baden!
- Benutzen Sie ein Entspannungsbad aus der Apotheke.
- Kneippsche Kaltabreibung: Teilwaschungen von Armen, Beinen, Brust und Bauch sind für die Selbstanwendung recht gut durchführbar. Sie gehen immer in Richtung zum Herzen hin. In der Medizin ist sie als Gefäßgymnastik bekannt und gilt als wirksames Mittel zur Belebung der Nerven und zur Förderung der Hautdurchblutung:

1. Stehen Sie morgens etwas früher auf, als Sie es bisher gewohnt waren.

2. Füllen Sie das Waschbecken mit lauwarmem oder kaltem Wasser.

3. Tauchen Sie einen Waschlappen hinein und wringen Sie ihn gut aus, bis er nicht mehr tropft.

4. Reiben Sie zunächst einmal nur einen Arm so fest damit ab, daß sich die Haut zu röten beginnt. Reiben Sie so lange, bis sich die gewünschte Rötung eingestellt hat, die eine verstärkte Blutzirkulation anzeigt.

Manche Menschen müssen am Anfang sicher sehr kräftig massieren, weil die peripheren Blutgefäße an der Hautoberfläche zunächst nur langsam reagieren. Jeden Morgen sollten Sie, um die Wirkung zu steigern, kälteres Wasser nehmen. Am zweiten Morgen können Sie bereits beide Arme abreiben, und am dritten

Morgen zusätzlich noch die Brust. Am vierten Morgen kommen die Beine an die Reihe, so daß sich schließlich die Kaltwassermassage auf den ganzen Körper erstreckt. Spartanisch gesinnte Menschen geben vielleicht sogar noch Eiswürfel in das morgendliche Waschwasser, um sich besonders kalt abreiben zu können.

Eine solche Kaltwasserbehandlung regt nicht nur die Blutgefäße an, sondern bewirkt auch jenes körperliche Wohlbefinden, das für jeden, der sich für den Kampf gegen das Nikotin rüstet, so wichtig ist.

– Schwimmbad: Das Schwimmbecken selbst gilt als recht sicherer rauchfreier Raum.

Das Kippenmuseum
Der letzte Ausweg. Im Notfall: Reinriechen – und die Ekelgefühle beachten! Nehmen Sie dazu ein Einmachglas und füllen Sie es mindestens zur Hälfte mit (Ihren) abgerauchten Kippen und der dazugehörenden Asche. Wenn in Ihnen das Verlangen nach einer Zigarette aufkommt, gehen Sie zu dem Glas, betrachten und öffnen Sie es und riechen Sie eventuell mehrfach tief hinein. Dabei können Sie sich in aller Ruhe ekeln. Je größer Ihre Probleme vor und beim Nichtrauchen sind, desto dringlicher sollten Sie diese Methode anwenden.

Variante 1: Besorgen Sie die notwendigen Kippen aus einem Gasthaus in Ihrer Nähe.
Variante 2: Gießen Sie die Kippen mit dunklem Hefe-Weizenbier an.

Geistige und geistliche Unterstützung
– Setzen Sie förderliche Selbstanweisungen ein: »Ich will rauchfrei werden und nicht mehr rauchen; ich brauche nicht mehr zu rauchen und deshalb werde ich nicht mehr rauchen!« In diesen

unscheinbaren Worten steckt eine Menge Widerstandskraft gegen Verlangensattacken. Der erste Satz ruft den aktiv und freiwillig gefaßten Entschluß ins Bewußtsein, daß Sie Nichtraucher werden bzw. bleiben wollen. In der Tat gerät dies bei stärksten Attacken und ungünstiger Gemütslage schon mal in Vergessenheit. Der zweite Satz – »ich brauche nicht mehr zu rauchen« – setzt die Ihnen zur Verfügung stehenden Bewältigungsmöglichkeiten in ein günstiges Verhältnis zu den auftretenden Schwierigkeiten: Sie sind einfach stärker als der Drang nach einer Zigarette! Der abschließende Satz bereitet die nächste Handlung vor. Nichtrauchen ist gerade zu Beginn viel mehr als das Nicht-Anstecken von Zigaretten – es ist ein ganz und gar aktives Verhalten!
- Beten – es gibt wohl keinen Gott, der will, daß Sie Raucher bleiben.
- Bringen Sie für einen überschaubaren Zeitraum ein erhöhtes Maß an Leidensbereitschaft auf! Was heißt überschaubarer Zeitraum? Ich erwarte von Ihnen, für zwei Wochen eine schlechtere Befindlichkeit als »normal« zu akzeptieren. Das Leiden wird sich jedoch in Grenzen halten; Sie haben eine Menge Bewältigungsmöglichkeiten, um dagegen anzugehen. Es ist mir viel lieber, Ihre Bereitschaft ist vorhanden und Sie brauchen sie nicht zu beweisen, als umgekehrt.

Bleiben Sie in Bewegung:
- Gehen Sie aktiv spazieren.
- Machen Sie Jogging, wenn es Ihnen Spaß macht.
- Laufen Sie am offenen Fenster auf der Stelle.
- Machen Sie Gymnastik.
- Gehen Sie fahrradfahren.
- Gehen Sie schwimmen.
- Wählen Sie Sportarten, die Sie gerne betreiben. Gibt es intensi-

vere Entspanntheitsgefühle als nach einer anstrengenden Fahrradtour oder sportlichen Wanderung?
– Setzen Sie Bürstenmassage zur Stimulation des Kreislaufs ein: Die Methodik der Bürstenmassage (Trockenbürstung) ist einfach und schnell erlernbar. Wesentlich ist es dabei, langsam und mit gleichbleibendem Druck zu bürsten. Grundsätzlich ist nach dem Schema rechtes Bein – linkes Bein oder rechter Arm – linker Arm zu beginnen und die Bürstenmassage über Brust, Bauch und Rücken fortzusetzen. Die Strichführung soll dabei immer nur in eine Richtung erfolgen, und zwar im Bereich der Extremitäten von den Händen oder Füßen herzwärts, auf der Brust vom Brustbein nach außen bis tief unter die Achsel und auf dem Bauch kreisförmig (rechts unten beginnend) im Uhrzeigersinn. Für die Bürstung des Rückens hat sich die Mithilfe eines Partners am besten bewährt. Stellen sie sich in leichter Rumpfbeuge mit Handstütze oberhalb der Knie seitlich so zum Partner, daß dieser bequem die Bürste von der Wirbelsäule aus dem Rippenverlauf entlang nach vorne führen kann. Eine einfache Handstreichung mit der anderen Hand zwischen den Bürstenstrichen als Abschluß macht die Rückenbürstung noch effektvoller und wird v.a. subjektiv als äußerst angenehm empfunden. Wenn man alleine ist, kann man sich natürlich mit einer Stilbürste behelfen. Für die Hauttrockenbürstung des ganzen Körpers werden bei exakter Durchführung etwa 10-15 Minuten benötigt, wobei jeder Bürstenstrich drei- bis fünfmal wiederholt und das jeweilige Hautgebiet gleichmäßig erfaßt werden soll. In der Praxis wird man wahrscheinlich weniger Zeit benötigen.

Akute und infektiöse Hauterkrankungen schließen allerdings jegliche Bürstenbehandlung aus. Bei chronischen Hautleiden muß der Arzt von Fall zu Fall darüber entscheiden.

Nahrungsaufnahme

Ich empfehle zu diesem Thema:
- Knabberfutter aus der Gemüseecke (Möhren, Gurken, Stangensellerie ...)
- Zuckerfreie Kaugummis und Bonbons
- Pfefferdrink: Nehmen Sie ein Glas Tomatensaft und würzen Sie diesen nach Geschmack mit Salz, Pfeffer, Tabasco und Zitronensaft. Wenn Sie aber zu denjenigen Menschen gehören, denen scharfe Speisen oder Getränke verstärkt Appetit auf Zigaretten machen, sollten Sie darauf besser verzichten.
- Mineralwasser aus der Flasche: So lange trinken, bis es im Hals wie eine Zigarette brennt!
- Zähne öfters putzen (vor allem nach dem Essen) und eine Mundspülung benutzen.

»Medikamente«
- Nicht-Raucher-Tee aus der Apotheke: Trinken Sie dreimal täglich in kleinen Schlucken eine Tasse Nicht-Raucher-Tee. Hier ist das Rezept:
  Flores fafarae (Huflattichblüten)
  Herba thymii (Tymian)
  Herba millefolii (Schafgarbe)
  Herba urticae (Brennessel)
  Herba equiseti (Zinnkraut, Ackerschachtelhalm)
  Die Pflanzen für diesen Tee sind in jeder Apotheke erhältlich. Lassen Sie diese Kräuter von Ihrem Apotheker zu gleichen Teilen zu einem Tee zusammenmischen. Nehmen Sie dann von diesem Tee pro Tasse zwei Teelöffel, übergießen Sie die Kräutermischung mit kochendem Wasser, und lassen Sie den Tee zehn Minuten ziehen.
  Dieser Tee ist ein wahrer Gesundheitstrank für jeden Raucher bzw. Ex-Raucher. Zwei Tassen sollten Sie täglich unbe-

dingt davon trinken. Wenn Sie aber auch zwischendurch das Rauchverlangen quält, schadet es nichts, noch ein oder zwei Tassen zusätzlich in kleinen Schlucken zu genießen. Eine dieser Substanzen stand im Verdacht, in höherer Konzentration karzinogen zu sein. Sicher weiß Ihr Apotheker darüber mehr.

– Tropfenkur mit Haferessenz (Achtung: alkoholisch): Neben wertvollem pflanzlichen Eiweiß, Lecithin und Phytosterin enthält der Hafer lebenswichtige Vitamine zur Energie-und Nervenstärkung sowie wertvolle Mineralien und Spurenelemente. Für den Raucher besonders wichtig ist die homöopathische Tinktur aus grünem Hafer. Es ist immer noch viel zu wenig bekannt, daß diese homöopathische Essenz bei der Suchtentwöhnung eine ganz wichtige Unterstützung bieten kann. Wer etwa alle zwei Stunden 15 bis 20 Tropfen dieses Mittels pur oder mit etwas warmem Wasser einnimmt, wird bald spüren, daß das Verlangen nach dem blauen Dunst immer mehr nachläßt. Auch bei Opium- und Morphiumabhängigen konnten mit homöopathischer Hafer-Tinktur gute Erfolge bei der Entwöhnungstherapie erzielt werden.

Sehr erfolgreich läßt sich der Hafer auch noch bei Durchblutungsstörungen der Füße einsetzen. Fußbäder mit Haferstroh, die man regelmäßig über längere Zeit macht, regen die Durchblutung wieder an und beleben chronisch kalte und auch stark übermüdete Füße.

– Baldriparan Beruhigungsdragees: Dieses Mittel wirkt beruhigend und stabilisiert den Kreislauf ein wenig. Es ist in der Apotheke rezeptfrei erhältlich (wie auch die Tropfenkur mit Haferessenz). Lassen Sie sich gegebenenfalls von Ihrem Apotheker oder Arzt beraten.

– Nehmen Sie bei Kreislaufproblemen oder niederem Blutdruck die vom Arzt verschriebenen Medikamente.

– Nikotinersatz (siehe auch Kapitel »Das Märchen vom Entzug«): Nikotinkaugummi oder -pflaster; Nasenspray (nur auf Rezept).

Die Ausstiegsphase

20. Abschied nehmen

Es ist soweit, der erste rauchfreie Tag (von unendlich vielen) ist gekommen. Den allermeisten Rauchern bleibt dieses Datum jahrelang oder jahrzehntelang präsent. Sie schwanken zwischen Freude und Erleichterung einerseits sowie Bammel und Ungewißheit auf der anderen Seite. Diese Ungewißheit ist jedoch hilfreich, ja leistungsfördernd, und sie zeigt sich bei fast allen Aufhörwilligen. Haben Sie sich schon gefragt, was Ihnen noch bleibt, wenn Sie nicht mehr rauchen können? Es bleiben genau unendlich viele Möglichkeiten minus eine!

Jetzt geht es darum, eine Zigarette nicht zu rauchen ... und das ist die nächste! Sie werden in der Ausstiegsphase nicht ununterbrochen unter dem Nicht-Rauchen leiden. Sie können sich bereits mit einfachen und wirksamen Mitteln Ablenkung verschaffen.

Erwartungsprüfung: Tun Sie nichts mehr nebenbei – wenn Sie rauchen. Machen Sie sich vor dem Anstecken Ihre Erwartungen an genau diese Zigarette klar – und überprüfen Sie nach dem Ausdrücken, ob diese Zigarette Ihren Erwartungen gerecht geworden ist.

Abschiedrauchen: Rauchen Sie an Ihrem letzten Abend genug oder mehr. Ein möglicher Nikotinkater erleichtert den ersten Morgen »ohne«. Zur Dämpfung des Rauchverlangens können Sie eine Apfelkur machen und viele saure Äpfel essen; diese enthalten Kaliumnitrat, das sich wiederum nicht gut mit Nikotin verträgt.

Erstellen Sie eine Einkaufsliste für die Hilfsmittel, die Sie verwenden wollen: Waschmöhren, Kaugummis, Entspannungsbad, Nicht-Raucher-Tee, Nikotinsubstitution. Planen Sie Ihren ersten rauchfreien Tag und zwei weitere Tage, die Ihnen schwierig erscheinen, gut durch: viel frische Luft, viele Aktivitäten und Bewegung. Denken Sie jetzt an das Gleichgewicht zwischen Bewegung und Entspannung; planen Sie Entspannungspausen ein, und führen Sie täglich mindestens eine Entspannungsübung durch.

Wetten Sie mit jemandem, daß Sie eine bestimmte Zeit nicht rauchen. Stellen Sie sicher, daß Sie am Morgen Ihres ersten rauchfreien Tages in einer zigarettenfreien Umgebung aufwachen. Entsorgen Sie alle Rauchutensilien. Richten Sie ein Nichtraucherkonto ein: Lassen Sie jeden Monat den Betrag, den Sie früher im Schnitt verraucht haben, von Ihrem Konto abbuchen. In kurzer Zeit kann daraus ein kleines Vermögen werden. Als Alternative: Räumen Sie eine Schublade in Ihrem Haushalt leer und legen Sie dort jeden zweiten Tag – je nach Konsum – einen Geldschein hinein. Innerhalb weniger Wochen besitzen Sie eine Schublade voller Geldscheine.

Betrachten Sie Ihren ersten rauchfreien Tag als Prüfung: Bereiten Sie sich gut vor und gehen Sie Ihre Unterlagen noch einmal gründlich durch! Waschen Sie alle Ihre Kleidungsstücke, um den Geruch nach Rauch herauszubekommen; kaufen Sie frische Blumen. Präparieren Sie sich für die »ersten Male« als Nichtraucher!

Essen und Trinken sind fast ideale Ersatzhandlungen für das Rauchen; wichtig ist deshalb, daß Sie ausgewogenes, gesundes Essen bereithalten, damit daraus keine unerwünschten Effekte entstehen:
– viel Flüssigkeit wie Mineralwasser, Tee und Obstsäfte
– viel saisonales Obst und Gemüse
– wenn Bonbons, dann zuckerfrei; besser ist Kaugummi
– Vorsicht bei scharf gewürzten Speisen: anfangs besser meiden

- Nahrungsmittel, die in enger Verbindung zum Rauchen standen, ebenfalls besser meiden (Alkohol, Kaffee).

Nach dem Essen, Kaffeetrinken usw. sollten Sie zügig aufstehen und etwas anderes tun (Zähne putzen, Abwasch machen, entspannen, spazierengehen ...). Außerdem sollten Sie stets Fummelersatz für die Hände und Finger mitführen (Holz, Murmeln, Steine, Korken ...). Setzen Sie auch die Liste der persönlichen Ausstiegsgründe ein – jetzt mehr denn je!

Wenn Sie »negative Gedanken« und Ängste plagen, denken Sie an folgende Hilfestellungen:

- Sie haben sich bewußt, aktiv und freiwillig entschieden!
- Viele Millionen Menschen hören jedes Jahr mit Erfolg auf; allein in Deutschland gibt es über zehn Millionen ehemalige Raucher.
- Etwas »Bammel« ist normal und für Ihre Leistungsfähigkeit förderlich.

Schlafen Sie ausreichend und vermeiden Sie Überanstrengung. Bei Verlangensattacken müssen Sie Ihre Aufmerksamkeit verlagern und sich Hilfen vom letzten Arbeitsblatt holen: Der Drang zu rauchen wird verschwinden, ob Sie rauchen oder nicht! Wenn Sie nicht mehr rauchen, können Sie alles machen, was Sie wollen – außer dem einen. Fangen Sie nicht damit an, sich leid zu tun, weil Sie jetzt nicht mehr rauchen dürfen. Sich damit verrückt zu machen, möglicherweise doch eine rauchen zu können, ist der sicherste Weg, das Leiden zu vergrößern und zu verlängern.

Sie sind nur einen Zug von einer Schachtel am Tag entfernt – also lassen Sie diesen bleiben!

Egal, was passiert: Sie werden sich keine Zigarette anstecken, denn diese kann nichts Positives bewirken.

21. Das Märchen vom Entzug – die erste rauchfreie Woche

Meine ernstgemeinten und herzlichen Glückwünsche – Sie haben den Absprung geschafft und allen Grund, stolz darauf zu sein. In allererster Linie sind Sie für diesen Schritt selbst verantwortlich. Sie haben sich die Unterstützung organisiert, die Sie für richtig gehalten haben. Sehr bald werden Sie in den verdienten Genuß gesteigerten Wohlbefindens kommen. Und auch die vielen anderen Vorteile, die Ihnen das Nichtrauchen bringt, werden zunehmend in den Vordergrund treten.

Den nächsten Abschnitt will ich mit jener schier unglaublichen Behauptung beginnen: Es ist nicht einer meiner Klienten – sei es von den Kursteilnehmern, sei es ein Einzelklient – an körperlichen Entzugssymptomen gescheitert. Wenn Sie dennoch Angst haben vor den körperlichen Umstellungsphänomenen, kann ich Sie nur zur Anwendung von Nikotinsubstitution ermutigen. Die Engländer, die uns in der professionellen Raucherentwöhnung einige Jahre voraus sind und auch die erfolgreichste Hotline für Raucher – die Quitline in London – betreiben, haben in ihrem Weißbuch folgende Aussagen gemacht:
– Nikotinsubstitution ist sicher und effektiv, wenn sie korrekt angewandt wird.
– Nikotinsubstitution verbessert die Erfolgsquoten im Vergleich zu Placebo-Mitteln um das Doppelte.

Diese Ergebnisse stützen sich auf die Auswertung der anspruchsvollsten Studien zu diesem Thema: Man darf ihnen also unvoreingenommen Glauben schenken. Alle drei bislang in Deutschland verfügbaren Nikotinsubstitutions-Produkte liefern in etwa dieselben Ergebnisse. Es gibt Hinweise, daß für stark abhängige Raucher die Kombination von unterschiedlichen Produkten (also etwa Pflaster als Dauermedikation und Kaugummi für die »Verlangens-

Spitzen«) effektiv ist. Die Kosten werden nicht von den Krankenkassen übernommen, liegen jedoch in der Größenordnung der Kosten für Zigaretten.

Kleiner Nikotinsubstitutions-Ratgeber:

Nikotinsubstitution kann Rauchern beim Ausstieg helfen, auch wenn sie es zuvor versucht haben.

Klinische Untersuchungen haben ergeben, daß Nikotinsubstitution die Erfolgschancen von entwöhnungswilligen Rauchern verdoppelt.

Nikotinsubstitution ist kein Wundermittel. Sie bietet keinen Ersatz für Zigaretten, und sie ersetzt nicht den eigenen Aufhörwillen. In der Entzugsphase vermindert Nikotinsubstitution das Verlangen nach Zigaretten und eventuelle Entzugssymptome.

Nikotinsubstitution gibt Nikotin zwar langsamer und weniger befriedigend ab, aber auch sicherer und weniger suchterzeugend als Zigaretten.

Nikotinsubstitution liefert zwar Nikotin, aber enthält – anders als Zigarettenrauch – keinen Teer und kein Kohlenmonoxid. Nikotinsubstitution ist deshalb nicht krebserzeugend.

Nikotinsubstitution mildert Entzugssymptome wie Verstimmung, Nervosität und Rauchverlangen, ohne diese allerdings gänzlich zu eliminieren.

Nikotinsubstitution verursacht nur bei sehr wenigen Personen süchtiges Verhalten. Manche ehemaligen Raucher benutzen Nikotinsubstitution ein Jahr und länger, vor allem wegen der Befürchtung, wieder rückfällig zu werden.

Die besten Ergebnisse mit Nikotinsubstitution werden erzielt, wenn sie in ausreichender Stärke und über längere Zeit hinweg eingesetzt wird. Die Beipackzettel sind zu beachten, und für weiterführende Informationen steht Ihnen der Apotheker zur Verfügung.

Welche Nikotinsubstitutions-Produkte gibt es und wie in etwa funktionieren sie? Da alle ähnliche Erfolgsquoten aufweisen, ist die Auswahl von pragmatischen Erwägungen und persönlichen Vorlieben abhängig. Pflaster und Zwei-Milligramm-Kaugummi sind OTC-Produkte und deshalb rezeptfrei erhältlich.

Das *Nikotinpflaster* ist am einfachsten zu handhaben. Es wird morgens angebracht und ist so verarbeitet, daß es 16 oder 24 Stunden Nikotin abgibt. Es existiert in unterschiedlichen Stärken. Wenn Raucher nicht weniger als zehn Zigaretten pro Tag geraucht haben, sollten sie mit der höchsten Dosis einsteigen.

Den *Nikotinkaugummi* gibt es in zwei Stärken (2 mg und 4 mg) und in unterschiedlichen Geschmacksrichtungen. Der Geschmack kann zunächst unangenehm sein, aber man gewöhnt sich innerhalb der ersten Woche daran. Langsam kauen ist wichtig, um das Nikotin aus dem Kaugummi aufnehmen zu können. Das Nikotin muß über die Mundschleimhaut absorbiert werden. Geschlucktes Nikotin ist deshalb nutzlos! Starkraucher sollten die stärker dosierte Variante benutzen (sie ist in Deutschland rezeptpflichtig).

Das *Nikotin-Nasenspray* besteht aus einem Fläschchen mit

Nikotinlösung. Wenn die Spitze heruntergedrückt wird, liefert es eine Dosis Nikotin als Spray. Bei diesem Mittel wird das Nikotin schneller absorbiert als bei den anderen Produkten. Das kann für stärker abhängige Raucher günstig sein. Das Spray ist nicht ganz unproblematisch in der Anwendung, weil es die Nase reizen kann. Wenn Raucher andere Nikotinsubstitutions-Produkte benutzen und immer noch Verlangen und Entzug erleben, sollten sie zum Nikotin-Nasenspray greifen. Das Nasenspray ist noch kein OTC-Produkt; der Anwender benötigt also ein Rezept.

Nikotinsubstitution kann grundsätzlich von allen Rauchern genutzt werden, wenn keine medizinischen Kontraindikationen vorliegen.

Ein neues Medikament zur Raucherentwöhnung hat in den letzten zwei Jahren ordentlich Staub aufgewirbelt: Der Wirkstoff Bupropion kam unter dem Namen Wellbutrin und Zyban unter anderem in den USA auf den Markt. Dieses Medikament ist seit langem als Antidepressivum bekannt. Angeblich erwies sich dieser Wirkstoff in Vergleichsstudien den Nikotinpräparaten meist überlegen. Wenn man den Ergebnissen dieser Studien Glauben schenkt, dann haben Raucherinnen und Raucher eine sehr gute Chance, mit Zyban ohne Sorgen um Gewichtszunahme rauchfrei zu werden. Dieses Mittel ist nicht in Deutschland erhältlich, jedenfalls nicht auf den üblichen Pfaden. Die weitere Entwicklung bei Zyban muß jedoch im Auge behalten werden.

Wer soll keine Nikotinsubstitution benutzen:
– Schwangere
– Raucher mit Herz-Kreislauf-Erkrankungen
– Jugendliche unter 18 Jahren.
Im Zweifelsfall sollte Nikotinsubstitution nur in Abstimmung mit dem behandelnden Arzt benutzt werden.

Warum ich das alles erst an dieser Stelle erwähne? Es ist natürlich auch möglich, den Entzug pur hinter sich zu bringen – ohne ersatzweise Nikotinaufnahme. Das beste Gegenmittel gegen eventuelle Entzugssymptome ist die Freude über die wiedererlangte Freiheit und über die sonstigen Vorteile, die das Nichtrauchen mit sich bringt! Scott Leischow sagt zur Rolle der Nikotinsubstitution in der Raucherentwöhnung: »Medikamente sind keine Antwort, aber sie können dabei helfen, die Ausstiegsmotivation des einzelnen zu verbessern.« Muß Ihre eigene Ausstiegsmotivation noch verbessert werden?

22. Der Genuß der Rauchfreiheit

Vom besten Gegenmittel war gerade die Rede: Nur in der ersten Zeit werden Sie das Gefühl haben, unter dem Nicht-Rauchen zu leiden. Schon nach einer Woche oder zehn Tagen verbessert sich Ihr allgemeines Wohlbefinden sehr deutlich. Jetzt ist es an der Zeit, sich täglich über die wiedergewonnene Freiheit zu freuen und sich immer wieder die Vorteile bewußt zu machen. Genießen Sie es, tief Luft zu holen, sich fit zu fühlen und gut zu riechen. Klopfen Sie sich selbst für diese tolle Leistung auf die Schulter. Schmieden Sie Nichtraucher-Pläne: Was wird Ihnen jetzt mit größerem Wohlbefinden möglich? Was werden Sie mit dem Filetstück Ihres Geldes unternehmen? Sie brauchen nicht gleich Bäume auszureißen. Wie wäre es denn, ein Bäumchen zu pflanzen und es beim Wachsen zu beobachten?

Bereits in der ersten Woche als Nichtraucher erleben wir zwei gegenläufige Prozesse: Auf der einen Seite haben wir die Schwierigkeiten, das Verlangen, eventuelle Entzugssymptome, Abhusten, erhöhte Gereiztheit, das Fehlen einer liebgewordenen Gewohnheit, das Sich-unvollständig-Fühlen usw. Auf der anderen Seite stehen die positiven Veränderungen und Prozesse: Wenn Sie nicht mehr rauchen, werden Sie sich leistungsfähiger fühlen; eine Reihe von Symptomen wird sich rasch verbessern. Die Angst, später wegen des Rauchens eine schlimme Krankheit zu bekommen, wird reduziert. Darüber hinaus lohnt es sich aus finanziellen Gründen: In der Regel verbleiben jährlich 2000 DM netto, die Sie für andere Vergnügungen ausgeben können. Konflikte mit dem Ehepartner und mit Kollegen fallen weg; für Ihre Kinder (Partner, Patienten, Schüler, Mitarbeiter usw.) können Sie jetzt ein besseres Vorbild sein. Sie können wieder überall hingehen, ohne sich im Vorfeld darüber Gedanken machen zu müssen, wo Sie dort denn schnell mal rauchen können. Sie merken, daß hier Ihre guten Gründe, die bereits für den Ausstieg wichtig waren, erneut auftauchen.

Folgende Abbildung zeigt den wahrscheinlichen Verlauf dieser zwei gegenläufigen Prozesse.

Positive und negative Veränderungen

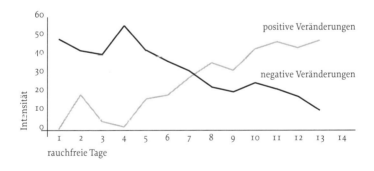

Unser Raucher hat an einem Montag damit aufgehört. In der grauen Linie spiegeln sich die positiven Veränderungen wie mehr Geld, freies Durchatmen, gesteigertes Wohlbefinden, das Konto an Nichtrauchertagen, die abnehmende Häufigkeit und Stärke der Verlangensattacken usw. Die schwarze Linie stellt hingegen die Probleme und Schwierigkeiten in Zusammenhang mit dem Ausstieg dar. Wie Sie sehen können, steigt die Plus-Kurve stetig an und liegt bereits am achten Tag über dem Wert der Minus-Kurve. Dies ist kein frei erfundener Verlauf, sondern er beruht vielmehr auf den Erfahrungen meiner Kursteilnehmer.

23. Erwünschte Nebenwirkungen von Nikotinsubstitution

Im Kapitel »Wer nimmt warum wieviel zu« wurde darauf hingewiesen, daß Nikotin eine positive Wirkung auf den Stoffwechselumsatz hat und etwa 200 Kilokalorien pro Tag verbrennt. Dieser Befund ist unabhängig von der Art und Weise, wie Nikotin aufgenommen wird. Wenn Sie sich also nach den Ausführungen über die Wirkungsweise von Nikotinsubstitution entschlossen haben, eines dieser Produkte zur Unterstützung hinzuzuziehen, hat dies zudem die erwünschte Nebenwirkung, daß eine eventuelle Gewichtszunahme verzögert wird, solange die Nikotinsubstitution Anwendung findet. Dieser Befund kann Rauchern dabei helfen, die Gewichtskontrolle so lange aufzuschieben, bis sie genügend Kompetenzvertrauen gebildet haben, um dauerhaft Nichtraucher zu bleiben.

Ich hoffe, Sie haben das Wort »Aufschub« gerade nicht vollständig übersehen. Es ist kein Wundermittel, um nicht zuzunehmen – aber Sie können die notwendigen Verhaltensänderungen zeitlich etwas entkoppeln. Sie wissen ja, wie wir uns an das Verspeisen des sprichwörtlichen Elefanten machen: Stück für Stück, Schritt für Schritt.

Wenn Sie Nikotinsubstitution einsetzen, schaffen Sie sich damit sowohl Aufschub für den körperlichen Entzug von Nikotin als auch Aufschub für die stoffwechselbedingte Gewichtszunahme. Es ist Ihnen zu wünschen, daß Sie in diesem Falle mit viel, viel Enthusiasmus an das Kapitel »Ausdauertraining und der Zustand der Glückseligkeit« herangehen.

24. Die lieben Nächsten

Zunächst möchte ich nun die Partner des gerade Entwöhnten ansprechen und Ihnen einige Hilfestellungen geben: Wie können Sie Ihren Teil dazu beitragen, daß der Ausstieg endgültig war?

Ihr Partner ist einzigartig – deshalb kann es auch keine Patentrezepte geben, wie Sie Ihren Partner (Ihre Partnerin) unterstützen können. Sprechen Sie miteinander; fragen Sie nach, was Sie tun können, um zu helfen. Wichtiger als das Befolgen einzelner Verhaltensregeln ist Ihre Haltung insgesamt: Geben Sie Ihrem Partner Vertrauen, Rückhalt und einen Überziehungskredit! Damit ist gemeint, daß Sie in der Übergangsphase bereit sind, erst einmal etwas für Ihren Partner zu tun, ohne auf eine Gegenleistung zu warten. Über kurz oder lang wird dieser vorübergehende Kredit wieder ausgeglichen. Es gibt zwar kein Patentrezept, trotzdem möchte ich Ihnen eine Reihe von Hinweisen geben auf das, was frischgebackene Nichtraucher in der Regel als besonders hilfreich empfinden (diese Tips gelten gleichermaßen für rauchende oder nichtrauchende Partner).

Tips für die Partner

– Helfen Sie dabei, an Ersatz oder guten Ausgleich für Zigaretten zu denken.

– Unternehmen Sie etwas, um nicht ans Rauchen denken zu müssen.

– Drücken Sie Ihre Freude über den Aufhörversuch aus.

– Feiern Sie das Aufhören gemeinsam.

– Ermutigen Sie Ihren Partner zum Durchhalten.

– Äußern Sie sich zuversichtlich hinsichtlich der Erfolgsaussichten.

– Gratulieren Sie Ihrem Partner zur Entscheidung, es aus eigener Kraft anzupacken.

– Helfen Sie Ihrem Partner dabei, sich in Streßsituationen oder bei Gereiztheit zu beruhigen.

Als ganz und gar nicht hilfreich werden jedoch die folgenden Verhaltensweisen eingestuft:

darum bitten, mit dem Rauchen aufzuhören (das haben Partner die letzten Jahrzehnte ohne Erfolg getan); sich über »mangelndes Durchhaltevermögen« äußern; die Bemerkung machen, daß Rauchen eine schlechte Angewohnheit sei (wer will das wissen?); verbieten, daß im Haus / in der Wohnung geraucht wird (das hat schon in der Schule nicht funktioniert); daran zweifeln, daß der

Aufhörversuch erfolgreich verläuft. Sicher ist es auch nicht günstig, als Außenstehender dauernd das »Raucherfieber« abzufragen und zu kontrollieren.

Sollte es der Fall sein, daß Ihr Partner aufhört und Sie weiterrauchen, geht es in erster Linie darum, gemeinsam Regeln zu finden, die die veränderten Bedingungen berücksichtigen. Was sind beide Partner freiwillig und gerne bereit zu tun, um dem anderen entgegenzukommen?

Natürlich kann Ihre Umgebung nur dann zu einer Quelle der Unterstützung werden, wenn alle wissen, daß Sie aufgehört haben, und wenn Ihre Umgebung weiß, welche Verhaltensweisen Sie als unterstützend erleben. Deshalb: Outen Sie sich in Ihrer Familie (natürlich), an Ihrem Arbeitsplatz, bei Ihren Freunden, Skatbrüdern und -schwestern (Zockerrunden sind eine gefährliche Rückfallumgebung!) und allen, die irgendeine Rolle spielen könnten. An Ihren Partner sollten Sie möglichst spezifische Wünsche und Vorschläge richten, ob und wieweit sie oder er sich um Ihren Ausstieg kümmern soll.

Erstaunlich viele Klienten äußern während des Ausstiegsprozesses die Befürchtung, hinterher ein unausstehliches Scheusal zu sein. Dieses Scheusal sei der Familie unter keinen Umständen zuzumuten, und aus diesem Grund wäre es fast unmöglich, mit dem Rauchen aufzuhören. Ich möchte darauf erwidern: Niemand wird durch die Aufgabe des Rauchens zu einem Scheusal. Ihnen fehlt in der Übergangszeit die vertraute Möglichkeit, in familiären Streßsituationen den Dampf erst mal über eine Zigarette abzulassen. Um Ihre Familie und Sie selbst zu schützen, schlage ich deshalb exemplarisch folgende Regelungen für den Umgang mit aggressiven Ausbrüchen vor:

Vereinbaren Sie mit Ihrer Familie eine feste Tageszeit, während der Sie Scheusal sein können. So gilt beispielsweise für die Zeit von 18:30 Uhr bis 19:30 Uhr, daß Sie ungestört unausstehlich sein dürfen und Ihre Familienmitglieder dies nicht persönlich nehmen sollten. Diese Regelung gilt erst mal für eine Woche, mit der Option, noch mal um drei Tage verlängert werden zu können. Bestandteil dieser Vereinbarung ist ferner eine Art »Wiedergutmachungsmodul«, bei dem Sie etwas investieren werden, um Ihrer Familie eine besondere Freude zu machen. Nehmen Sie sich außerdem vor, angestaute Energie abzureagieren, wenn Sie damit alleine sind, so z.B. beim Treppensteigen, Holz hacken, beim lauten Singen oder Schreien.

Wie gehen Sie mit den Zeitgenossen um, die einfach nicht glauben wollen oder können, daß Sie es mit diesem Ausstieg wirklich ernst meinen, und Ihnen mehrfach Zigaretten anbieten? Beim ersten Mal empfehle ich Ihnen, klar und entschieden darauf hinzuweisen, daß Sie nicht mehr rauchen wollen und dieses Angebot für Sie deshalb kein gutgemeintes ist. Erinnern Sie daran, daß Sie sich genau diese Verhaltensweise nicht gewünscht haben. Vielleicht hat die betreffende Person dies vergessen; deswegen wiederholen Sie diesen Wunsch noch einmal mit Nachdruck: Bietet mir keine Zigaretten an!

Bei einem »Wiederholungstäter« muß dann schon zu drastischeren Mitteln gegriffen werden (dazu benötigen Sie lediglich einen festen Untergrund, am besten Asphalt): Sie nehmen mit leuchtenden, dankbaren Augen die angebotene Zigarette an und bedanken sich artig. Danach vergewissern Sie sich nochmals, ob dies nun wirklich Ihre Zigarette sei, und schreiten dann zur Tat: Legen Sie das Objekt der Begierde auf den Boden und zertreten Sie es mit einer kraftvollen Drehbewegung der Schuhspitze.

25. Ausdauertraining und der Zustand der Glückseligkeit

Sie rauchen nicht mehr und haben ein erheblich erhöhtes Aktivitätspotential. Lassen Sie sich von dieser Energie beflügeln und machen Sie sie zu einer Quelle des Glücks. Nutzen Sie Ihre wiedergewonnene Kraft zur Ausübung einer Ausdauersportart wie Radfahren, Schwimmen oder Laufen. Dabei werden Sie Bekanntschaft mit einem sehr angenehmen Phänomen machen: Bei ausgiebiger körperlicher Betätigung werden verstärkt körpereigene Botenstoffe, sogenannte Endorphine ausgeschüttet. Diese Endorphine rufen tatsächlich einen Zustand nahe der Glückseligkeit hervor. Fühlen Sie Ihr neues Gleichgewicht, indem Sie mit jedem Atemzug soviel Sauerstoff aufnehmen, wie Sie bei der aktuellen Anstrengung zur Versorgung Ihres Körpers benötigen. Ihre Körperwahrnehmung ist gut und deutlich intensiviert – alles ist angeregt. Idealerweise folgt danach eine Entspannungsphase. Die Ruhe nach der sportlichen Betätigung ist ein wahrer Genuß und ermöglicht Ihnen, sich neu balanciert den Anforderungen des Alltags zu stellen. Fangen Sie heute damit an; steigen Sie langsam ein. Wichtig ist nur, daß Sie es tun – grübeln Sie nicht lange darüber nach, ob Sie wirklich Lust haben. Die Lust kommt von selbst, sobald Sie aktiviert sind.

26. Vom freiwilligen Katastrophensammeln

Lassen Sie mich eine – zugegeben gewagte – Behauptung aufstellen: Ein nicht unbedeutender Prozentsatz eigentlich erfolgreicher Ausstiegsversuche scheitert kurz- oder mittelfristig daran, daß diese frischgebackenen Ex-Raucher schlechte Erfahrungen sammeln und damit dem Rückfall einen Angriffspunkt bieten! Konstruieren wir folgenden Fall: Einer meiner geschätzten Leser hat 16 Tage nicht geraucht; es war kein einfacher Ausstieg, und das allgemeine Wohlbefinden hat sich noch nicht in dem erhofften Maße gebessert. Am 17. Tag wacht er morgens nach einer Nacht voller Alpträume auf und gerät schon beim Frühstück mit seiner Frau aneinander. Als er auf sein Auto zugeht, stellt er fest, daß die hintere Beifahrertür eine starke Deformation aufweist – natürlich findet sich keine Nachricht vom Verursacher dieses Unfalls. Durch das genaue Betrachten des Schadens und die Rücksprache mit der Polizei am Telefon verzögert sich die Abfahrtszeit – entsprechend ist unser bedauernswerter Leser zu spät am Arbeitsplatz. Dort erwartet ihn der nächste Tiefschlag: »Auch schon ausgeschlafen, unser geschätzter Herr?« läßt der weniger geschätzte Vorgesetzte anfragen. Nach der nächsten Panne – ein Geschäftspartner zieht sich von einem Auftrag zurück, und unser Leser wird dafür verantwortlich gemacht – glaubt dieser endlich, den Gang zum Zigarettenautomaten antreten zu müssen. Wenn Ihnen die Aufzählung der bisherigen Katastrophen nicht ausreichend erscheint, können Sie die Geschichte beliebig fortsetzen.

Nach dieser Häufung von schlechten Erlebnissen denkt sich der Ex-Raucher: »Das kann doch gar nicht wahr sein. Es läuft schlecht, seit ich nicht mehr rauche. Jetzt ist mir wirklich alles egal – ich hole mir jetzt Zigaretten, basta!« Es ist nicht davon auszugehen, daß es bei einem Ausrutscher – also dem Rauchen von einigen Zigaretten und der anschließenden Wiederaufnahme eines Nichtraucherstatus – bleibt: Vielmehr erscheint in diesem Fall ein vollständiger Rückfall wahrscheinlicher.

Halt! Warum fügt der bedauernswerte Leidensgenosse all jenen unvermeidbaren Katastrophen freiwillig noch eine hinzu, unter der er noch leiden wird, wenn alle anderen Katastrophen längst vergessen sind? Wenn es egal ist, ist es wirklich egal, denn dann ändern die Zigaretten daran auch nichts mehr. Sie sollten dort bleiben, wo sie hingehören, nämlich im Automaten. Der kleine morgendliche Krach mit der Ehefrau wird in einem Jahr längst vergeben sein, das Auto ist inzwischen repariert, die Verspätung vergessen und der Geschäftspartner inzwischen ein Freund. Aber was unserem Mann erhalten bleibt, ist genau jene Katastrophe, die er sich freiwillig zugefügt hat: Der ehemalige Ex-Raucher ist wieder Raucher und ärgert sich bis auf den heutigen Tag darüber.

Was hilft Ihnen in einem solchen Fall über diese Klippen? Das Bewußtsein darüber, daß es sich um eine kleine Episode handelt. Außerdem helfen uns Fragen weiter, die die Perspektive in die Zukunft richten: »Was werde ich wohl in einem Jahr über den Kratzer in der Beifahrertür denken?« Ein ähnlicher Effekt läßt sich erzielen, wenn wir uns in eine andere Person hineinversetzen und uns fragen, was wir in einer solchen Situation wohl unserem besten Freund raten würden.

27. *Der ewige Hunger*

Sie sind zwar ganz zufrieden mit der Nichtraucherei, aber eines ist doch sehr lästig: Sie haben ständig Hunger – und besonders viel Lust auf Süßes. Bedenken Sie dabei, daß Sie mehr Zeit haben, um zu essen und um ans Essen zu denken! Bei einem Tageskonsum von 25 Zigaretten sind Sie etwa 4 Stunden mit Rauchen und begleitenden Aktivitäten beschäftigt – bekanntermaßen eine Zeit, in der Essen keine Rolle spielt. Sicher haben Sie früher auch hin und wieder geraucht, um den kleinen Hunger zwischen den Hauptmahlzeiten zu stillen. Was Sie jetzt empfinden, ist also kein bedenkliches Phänomen, sondern lediglich die Normalisierung Ihrer Körperempfindungen. Und was können Sie machen, um nicht dem ewigen Hunger ausgeliefert zu sein?

Folgende Bewußtseinsübung kann Ihnen helfen, Überessen,

Schlingen oder ständiges Naschen zu vermeiden: Atmen Sie ein paarmal tief in den Bauch, um das Körpergefühl wahrzunehmen. Stellen Sie sich die Frage: Was brauche ich jetzt wirklich? Essen eignet sich sehr gut – genau wie Rauchen – zur Ersatzbefriedigung vieler anderer Basisbedürfnisse. Das eigentliche Bedürfnis ist nicht auf den ersten Blick ersichtlich oder schwieriger zu befriedigen – Essen hingegen ist immer verfügbar und stellt selbst keine Ansprüche.

Beispiele für unerfüllte Bedürfnisse, bei denen das Essen als Ersatz herhalten muß, sind

Geselligkeit: Viele Menschen essen, wenn sie sich einsam fühlen und eigentlich gerne in geselliger Runde oder zumindest mit einem Partner zusammen wären. Das Essen hat hier fast einen Symbolcharakter: Es steht für viele Menschen auch für Geselligkeit, weil Essen und Geselligkeit meist in der Ursprungsfamilie gekoppelt war.

Versorgt werden: Gerade Frauen sind in der Regel sehr um das Wohlergehen ihrer Familienmitglieder bemüht. In Situationen, in denen Sie sich selbst wünschen, auch einmal versorgt zu werden, und dies nicht geschieht (weil Sie es nur schwer ansprechen können, weil die anderen gar nicht auf die Idee kommen oder weil gerade niemand da ist), kann das Essen im Sinne einer Selbstversorgung als Ersatzbefriedigung dienen.

Entspannung: Ein in Deutschland weitverbreiteter Brauch scheint darin zu bestehen, am Abend vor dem Fernsehgerät Würziges oder Süßes in unkontrollierten Mengen zu sich zu nehmen – das Essen dient zur Beruhigung und Entspannung (oder natürlich auch der Stimulation, weil die Glotze mal wieder nichts hergibt). Auch wenn Sie sich nervös oder ängstlich fühlen, kann Ihnen Essen vorübergehend Linderung verschaffen.

Genuß und Vergnügen: Fehlt es in einer Lebensphase an abenteuerlichen und vergnüglichen Erlebnissen, muß manchmal das Essen als greifbares Vergnügen herhalten. Gerade wenn Ihnen langweilig ist und Sie etwas Sinnliches erleben möchten, ist der Weg zum Kühlschrank am bequemsten.

Deshalb ist es wichtig, diese Bedürfnisse zu erkennen, um sie anschließend auch wirklich befriedigen zu können. Wenn diese Bedürfnisse gestillt sind, läßt auch der ewige Hunger nach. Zusätzlich ist mal wieder Kopfarbeit gefragt: Sie sind den Ereignissen nicht ausgeliefert, sondern haben das Geschehen in der Hand. Und dann können Sie natürlich essen, wenn Sie Hunger haben. Was? Blättern Sie noch einmal zurück zum Kapitel »Einen Puffer schaffen und die Vitamindepots auffüllen«.

28. Die Illusion der Kontrolle

Diese nette Formulierung bezeichnet ein Phänomen, das ich vor allem bei Ex-Rauchern beobachten konnte, die es problemlos geschafft haben. Daraus leiten jene ehemaligen Raucher ab, daß sie das Rauchen im Griff haben und entsprechend auch mal eine rauchen könnten. Ich höre dazu das Teufelchen sagen: »Wenn ich es wirklich gepackt habe, dann kann mir eine Zigarette auch nichts anhaben.« Ich muß hier leider etwas streng werden: Sie haben früher 30 Zigaretten am Tag geraucht. Nehmen Sie die siebenundzwanzigste davon und sagen Sie uns, wie bedeutsam und wichtig diese eine war! Vollkommen unbedeutend, sie hat Ihnen gar nichts gebracht – sie hat gar nichts bewirkt. Mit dieser einen, die Sie glauben, rauchen zu können, ist es nicht anders: Eine Zigarette bringt Ihnen gar nichts – die Vorstellung von dieser Zigarette ist viel grandioser und angenehmer als der tatsächliche Genuß. Machen Sie sich bewußt, daß die Entscheidung für eine Zigarette kein Zeichen von Stärke ist. Es ist vielmehr eine Leistung, einfach gar nicht zu rauchen. Und noch etwas: Bei der Entscheidung für diese eine Zigarette geht es eigentlich um die hunderttausend Zigaretten, die danach noch kommen werden. Wenn Sie sich für diese eine entscheiden, entscheiden Sie sich für den Lastwagen voller Zigaretten, die Sie im Laufe Ihres Lebens noch rauchen werden.

Wenn es das ist, was Sie wollen, und wenn Sie sich aktiv dafür entscheiden, ist es in Ordnung. Sie bestimmen selbst, welchen Status – Raucher oder Nichtraucher – Sie einnehmen wollen. Fragen Sie sich also, ob Sie die vielen hunderttausend Zigaretten wirklich noch rauchen wollen, bevor Sie zu dieser einen greifen.

Entschuldigen Sie meine Heftigkeit – aber an dieser Stelle ist sie notwendig. Eine weitere hilfreiche Strategie besteht in der Einrichtung eines Frühwarnsystems und dem Anlegen sogenannter Notfallkärtchen. Um einen Kursteilnehmer zu zitieren: Für dieses Linsengericht gebe ich meine drei Wochen Rauchfreiheit nicht her.

29. Ausrutscher und Rückfälle

Es ist oben schon angeklungen – es besteht ein ganz gewaltiger Unterschied zwischen einem Ausrutscher und einem Rückfall. Die Erlangung von Rauchfreiheit ist ein Prozeß – Ausrutscher, Rückfälle und erneute Rauchfreiheit sind Bestandteil dieses Prozesses. Solange Sie dabei sind, Fortschritte zu machen in Richtung auf das ultimative Ziel der völligen Rauchfreiheit, haben Sie allen Grund, sich diesbezüglich gut zu fühlen. Was Sie tun können, um mit einem Ausrutscher effektiv umzugehen, will ich Ihnen gerne verraten:

– Beenden Sie das Rauchen auf der Stelle.
– Vernichten Sie alle Zigaretten, die Sie besitzen. Diese Maßnahme ist übrigens kostenfrei: Sie haben die Zigaretten bereits bezahlt.

- Rufen Sie sich ins Bewußtsein, daß Sie einen kleinen Ausrutscher hatten: Ein Ausrutscher heißt, daß Sie ein oder zwei Zigaretten geraucht haben. Auch die allerersten ein oder zwei Zigaretten haben aus Ihnen noch keinen Raucher gemacht; genausowenig wird dieser kleine Rückschlag aus Ihnen wieder zwangsläufig einen Raucher machen. (Achtung: Diese mentale Umbewertung ist nur anzuwenden, wenn »es« passiert ist. Keinesfalls ist sie als Rechtfertigung zu verstehen, mal eben eine Zigarette zu probieren!)
- Gehen Sie nicht so hart mit sich ins Gericht: Ein Ausrutscher bedeutet nicht, daß Sie versagt haben und Sie nicht fähig sind, Nichtraucher zu sein. Wichtig ist nur, daß Sie sofort wieder auf den Nichtraucherzug aufspringen.
- Sie sollten wissen, daß die meisten erfolgreichen Ex-Raucher mehr als einen Anlauf genommen haben.
- Versuchen Sie, den Auslöser für den Ausrutscher zu erfassen. Sie werden erkennen, daß es sich um eine ganz bestimmte Situation gehandelt hat, die teilweise von außen und teilweise durch Sie selbst gesteuert war. Die Situation kann das nächste Mal ganz anders aussehen. Das nächste Mal werden Sie sich in exakt der gleichen Situation anders verhalten können.
- Schließen Sie einen Vertrag mit sich selbst, daß Sie Nichtraucher bleiben wollen.

30. Das Ende einer Karriere

Sie sind jetzt Nichtraucher, aber Sie werden nie Nie-Raucher sein. Das Kapitel Rauchen wird sich nicht aus Ihrem Leben streichen lassen – und das ist gut so. Sie werden immer mal wieder ans Rauchen denken, aber nicht denken müssen. Die Beschäftigung mit diesem Thema kann aber losgelöst vom Verlangen nach einer Zigarette vonstatten gehen. Es ist ein bißchen so wie mit der ersten großen Liebe: Wir denken hin und wieder dran, aber das Haben-Wollen ist nicht mehr da. Ich möchte an dieser Stelle Hans-Martin Gauger zitieren, der mit »In den Rauch geschrieben« ein wirklich schönes Buch zu diesem Thema verfaßt hat: »Wer lange Zeit, viele Jahre hindurch Raucher war, (...) bleibt es lange Zeit, nachdem er längst aufgehört hat.« Diese Ansicht steht keinesfalls im Widerspruch zu der meinigen – es ist lediglich die andere Perspektive.

Jetzt wollen Sie noch von mir wissen, ob und wann Sie vielleicht doch mal wieder an einer Zigarette ziehen dürfen. Darüber läßt sich reden – wenn Sie zehn Jahre Nichtraucher waren. Dabei setze ich natürlich darauf, daß Sie in zehn Jahren keinen Grund mehr haben, diese eine Zigarette auszuprobieren. Und was machen Sie, wenn Sie trotz aller Empfehlungen doch mehr als vereinbart zugenommen haben? Wenn Sie also überflüssige Pfunde plagen, obwohl Sie sich an die Empfehlungen gehalten haben, könnte dies ein Signal Ihres Körpers sein. Vielleicht will er Ihnen einen wichtigen Hinweis geben: So wie Kopfschmerzen ein Zeichen von Überlastung sein können, kann auch Übergewicht auf eine problematische Lebenssituation hinweisen. Im »Anti-Diät-Buch« (siehe Anhang) wird beschrieben, wie das Gewichts-Polster eine Art Schutzmauer darstellen kann, um andere nicht so nah an sich herankommen zu lassen. Das Übergewicht kann aber auch ein Zeichen von Stärke und Bedeutung sein (Gewicht!) und Ihnen helfen, entsprechend aufzutreten.

Hier sind vielfältige Hintergründe denkbar und eine einfache Antwort gibt es nicht. Wenn Sie akzeptieren können, daß Ihr Körper Ihnen mit einem Symptom etwas mitteilen will, kann dies auch eine große Hilfe sein, in Ihrem Leben etwas zu verändern. So kann das Körpersignal zum Anlaß werden, sich mit der eigenen Lebensgeschichte und der aktuellen Lebenssituation auseinanderzusetzen.

31. Mehr Luft, erhöhte Genußfähigkeit und gesteigerte Aktivität

Mehr Luft zu haben ist ein Ausdruck mit mehreren Bedeutungen. Er meint natürlich zunächst einmal die deutlich verbesserte Kapazität Ihrer Lungen, Luft und damit Sauerstoff aufzunehmen. Sie kommen beim tiefen Einatmen wieder ganz runter, und das ist ein schönes Gefühl, nicht nur bei der Ausübung einer Ausdauersportart. Zum anderen ist mit »mehr Luft« auch gemeint, mehr Raum zu haben für neue Tätigkeiten und Unternehmungen. Dabei ist Ihrer Kreativität praktisch keine Grenze gesetzt, wie Sie Ihre neu gewonnene Freiheit gestalten können. Nicht nur, daß das Essen wieder zum Genuß wird – natürlich küßt es sich leidenschaftlicher ohne Beigeschmack. Sicher ist Ihnen aufgefallen, daß Sie schöner geworden sind, seit Sie nicht mehr rauchen. Auf viele Tätigkeiten werden Sie sich ganz einlassen können, ohne sie durch die Rauchaktion unterbrechen zu müssen.

Sie suchen aktiv nach neuen genußorientierten Unternehmungen wie gemeinsame oder einsame Spaziergänge und Thermalbadbesuche. Die wiedergewonnene Energie wird genutzt, um die körperliche Fitneß zu erhalten und zu verbessern; dabei wird ganz nebenbei verhindert, daß sich ungewollte Zusatzpfunde ansammeln. Sie orientieren sich in Richtung Gleichgewicht zwischen gesteigerter Bewegung und aktiver Entspannung. Dieser Prozeß verbessert Ihr Körpergefühl, Ihre Gesundheit und Ihr Wohlbefinden. Die Entscheidung, nicht mehr zu rauchen, wurde somit zum Startschuß in ein lustvolles und gewinnbringendes Langzeitprojekt. Weiter so!

Anhang

a) Rauchertelefone

Das Berliner Rauchertelefon – für Raucher aus dem Raum Berlin – hat die Nummer 0 30 / 7 05 94 96.

Das Rauchertelefon des Deutschen Krebsforschungszentrums ist seit Januar 1999 in Betrieb und steht montags bis freitags von 15 bis 19 Uhr unter der Telefonnummer 0 62 21 / 42 42 00 zu Ihrer Verfügung. Raucher, die es sich nicht zutrauen, auf eigene Faust aufzuhören, können dort Adressen von ausgebildeten Kursleitern und Kliniken, in denen Raucherentwöhnung angeboten wird, erfahren.

Das Rauchertelefon des Deutschen Krebsforschungszentrums wendet sich an
- Raucher, die eigentlich gar nicht vorhaben, demnächst aufzuhören
- Raucher, die für die nächsten Monate einen ernsthaften Ausstiegsversuch planen
- Raucher, die gerade dabei sind, einen Rauchstopp in die Wege zu leiten
- Raucher, die seit kurzem rauchfrei sind und unter Verlangensattacken oder Entzugssymptomen leiden
- Raucher in Rückfallkrisen
- Raucher, die nach einem Ausstieg wieder rückfällig geworden sind

und natürlich auch Nichtraucher, die ihren Familienangehörigen, Freunden, Bekannten und Kollegen weiterhelfen wollen.

Beim Rauchertelefon können somit alle anrufen, die Fragen zum Thema Rauchen und Aufhören haben. Das Rauchertelefon informiert Sie kostenlos und, wenn Sie wollen, ganz anonym – und ruft Sie auf Wunsch auch zurück.

b) Adressen und weiterführende Informationsmaterialien

Bundeszentrale für gesundheitliche Aufklärung (BZgA)
51019 Köln
Fax: 02 21 / 8 99 22 57
Internet: http://www.bzga.de/

Programm:
»Ja, ich werde rauchfrei« (Das Programm ist kostenlos über die BZgA erhältlich.)

Broschüren:
»Die Freiheit des Abenteuers – Informationen über das Rauchen, Passivrauchen und Nichtrauchen«
»Rauchfrei – Über das Rauchen und über Nichtraucherschutz«
»Die Luft anhalten« (Dieses Broschüre richtet sich speziell an Frauen und Mädchen.)

Deutsche Krebshilfe e.V.
Thomas-Mann-Str. 40
53111 Bonn
Tel.: 02 28 / 72 99 0 – 0
Internet: http://www.krebshilfe.de

Broschüren:
»Aufatmen – Erfolgreich zum Nichtraucher« (Das Programm ist kostenlos über die Deutsche Krebshilfe e.V. erhältlich.)

Die Deutsche Krebshilfe bietet im Internet zusätzlich eine Infobank mit Informationen und Adressen zu den Themen Rauchen und Raucherentwöhnung.

Nichtraucher-Initiative Deutschland (NID) e.V.
Ernst-Günther Krause
Carl-von-Linde-Str. 11
85716 Unterschleißheim
Tel.: 0 89 / 317 12 12
Fax: 0 89 / 317 40 47
Internet: http://www.ip.cubenet.de/NID

Die Nichtraucher-Initiative Deutschland (NID) bietet Informationen zum Nichtraucher-Schutz für Nicht- und Ex-Raucher, u. a. ein Verzeichnis regionaler Nichtraucher-Initiativen; ein Taschenbuch mit Adressen von Nichtraucher-freundlichen Gastronomiebetrieben (Kosten: 5,– DM inkl. Porto) kann verschickt werden.

Deutsche Herzstiftung e.V.
Vogtstr. 50
60322 Frankfurt a.M.
Tel.: 0 69 / 95 51 28 – 0
Internet: http://www.dsk.de/dhs/

Broschüre:
»Methoden der Raucherentwöhnung« (Die Broschüre ist kostenlos über die Deutsche Herzstiftung erhältlich.)

c) Bücher

Arbeitskreis Raucherentwöhnung
Nichtraucher in 6 Wochen: Ein Selbsthilfeprogramm für alle, die das Rauchen aufgeben wollen
Ratingen: Preuss, 1997
ISBN 3-927826-19-7
DM 18,–

Besser-Siegmund, Cora
Das Rauchen aufgeben. NLP – Das Psycho-Power-Programm
Reinbek: Rowohlt Taschenbuch Verlag, 1996
ISBN 3-499-19956-4
DM 12,90

Carr, Allen
Endlich Nichtraucher. Der einfachste Weg, mit dem Rauchen Schluß zu machen
Augsburg: Bechtermünz Verlag, 1997
ISBN 3-86047-562-2
DM 15,–
(auch als Taschenbuch bei Goldmann 1992,
ISBN 3-442-13664-4, DM 14,90)

Merkle, Rolf
Nie mehr rauchen. Ein Schritt-für-Schritt-Programm zur erfolgreichen Raucherentwöhnung
Mannheim: PAL, 1995
ISBN 3-923614-15-2
DM 12,80

Mohl, Hans
Rauchen? Der erfolgreiche Ausstieg
Berlin: Springer Verlag, 1995
ISBN 3-540592-99-7
DM 29,80

Orbach, Susie
*Anti-Diät Buch II. Eine praktische Anleitung
zur Überwindung von Eßsucht*
München: Verlag Frauenoffensive, 1993
ISBN 3-88104-137-0
DM 18,50

Pitschel-Walz, G.
*Ratgeber für Raucher, die sich entschlossen haben,
endgültig das Rauchen aufzugeben*
Freiburg: Lambertus-Verlag 1985
ISBN 3-7841-0290-5
DM 3,50

Rihs, Margret & Lotti, Heidi
*Frei vom Rauchen. Gezielt aufhören – und das Leben
neu genießen*
Bern: Verlag Hans Huber, 1993
ISBN 3-456-82360-6
DM 39,80

Schäfer, G.D.
Passivrauchen als Risikofaktor für die Manifestation und den Verlauf des kindlichen Asthmas: Bestandsaufnahme und Intervention
Frankfurt am Main: Lang (Studien zur Jugend- und Familienforschung, Bd. 19), 1998
ISBN 3-631-33971-2
ca. DM 69,–

Trendelenburg, F. & Kessler, B.
Schluß mit dem Rauchen!
München: Humboldt-Taschenbuchverlag, 1988
ISBN 3-581-66572-7
DM 8,80

d) Internet

Wenn Sie einen Internet-Zugang haben, empfehle ich die Eingabe folgender Schlagwörter in eine leistungsfähige Suchmaschine: Raucherentwöhnung, Rauchen, Nichtrauchen, Nikotin, Nikotinsubstitution oder *smoking cessation* für Leser mit guten Englischkenntnissen.

e) Das Freiburger Raucher-Entwöhnungs-Programm

Einige Teile dieses Buches basieren auf psychologischen Konzepten, die Ende der achtziger Jahre von meinem Kollegen Ulrich Mitschele zusammengestellt und zum »Freiburger Raucher-Entwöhnungs-Programm« integriert wurden. In vielen Therapieverläufen studierte er in der Folgezeit die Praktikabilität und Wirksamkeit dieses Raucherentwöhnungs-Programms. Ich habe mit diesem Programm die besten Erfahrungen gemacht und halte es für das effektivste und therapeutisch anspruchsvollste Gruppenprogramm. Einige der bemerkenswerten Ergebnisse wurden bereits in Vorträgen und Veröffentlichungen vorgestellt.

Das »Freiburger Raucher-Entwöhnungs-Programm« soll flächendeckend für Entwöhnungswillige angeboten werden, die mit diesem Programm deshalb relativ einfach aufhören können, weil sie die Prinzipien der Entstehung und Beendigung des Rauchverlangens verstehen gelernt haben. Um für Entwöhnungswillige mehr Kursorte anbieten zu können, werden auch Kursleiter-Schulungen durchgeführt.

Sollten Sie zum »Freiburger Raucher-Entwöhnungs-Programm« Fragen haben, sich für einen Entwöhnungs-Kurs oder für die Ausbildung in dieser Methode der Kognitiven Verhaltenstherapie interessieren, dann wenden Sie sich bitte an Ulrich Mitschele, Rennweg 23, 79106 Freiburg (E-mail: UMitschele@t-online.de).

Peter Lindinger
Lust und Last des Rauchens
Band 16240

Wer meilenweit für seine Camel geht, ist für Schreckensmeldungen unempfindlich. Peter Lindinger nimmt diese Einstellung ernst. Ohne moralinsauren Zeigefinger werden Raucher durch seine ungewöhnliche Perspektive auf ihre heiße Liebe zum Tabak zu einem Umdenken eingeladen und dort gepackt, wo sie es am wenigsten vermuten.

Fischer Taschenbuch Verlag

Werner Gross
Sucht ohne Drogen
Arbeiten, Spielen, Essen, Lieben ...
Band 15215

Wie Alkoholiker von Bier oder Schnaps, so können manche Menschen von bestimmten Tätigkeiten abhängig werden, vom Arbeiten etwa, vom Glücksspiel oder vom Computer. Der Psychologe Werner Gross geht in diesem Buch auch der Frage nach, ob es überhaupt statthaft ist, in solchen Fällen von Sucht zu sprechen. Wie entstehen solche Abhängigkeitsformen, was kann man gegen sie tun?

Fischer Taschenbuch Verlag

Maja Langsdorff
Die heimliche Sucht, unheimlich zu essen
Bulimie – Verstehen und heilen

Band 15529

Der kollektive Schlankheitswahn fordert seine Opfer. Abertausende von Frauen sind abhängig von der Alltagsdroge Essen. Wird die Figur zur einzigen Messskala des Selbstwertgefühls und Erbrechen zum Zwang, braucht die Seele Balsam, der Mensch Verständnis.

Maja Langsdorff beschreibt Zusammenhänge und Hintergründe der Essstörung und zeigt, welche Wege hinausführen können. Denn heute weiß man: Ess-Brech-Sucht ist heilbar, aber eine Heilung ist langwierig, beschwerlich, von Rückschlägen gekennzeichnet und fordert den ganzen Einsatz der Betroffenen.

Fischer Taschenbuch Verlag

Harriet Braiker
Giftige Beziehungen
Wenn andere uns krank machen
Aus dem Amerikanischen von Susanne Aeckerle

Band 15195

Schlechte Beziehungen – in der Familie, am Arbeitsplatz, in Freundschaften und im Liebesleben – beeinträchtigen unser Wohlbefinden ebenso stark wie Krankheiten. Harriet Braiker zeigt Ihnen, wie Sie wirksame Gegengifte einsetzen.

Fischer Taschenbuch Verlag

Eva Wlodarek
Jetzt geh ich's an
Besseren Kontakt zu sich und anderen finden
Band 15066

Einsamkeit ist kein Schicksal, sondern eine Herausforderung, besseren Kontakt zu sich selbst und anderen zu finden. Eva Wlodarek zeigt in diesem Buch, wie sich das Leben nach den eigenen Wünschen und Bedürfnissen gestalten läßt.

Fischer Taschenbuch Verlag

Eva Wlodarek
Go!
Mehr Selbstsicherheit gewinnen
Band 15547

Selbstsicherheit ist für Frauen ein großes Thema: Eva Wlodarek zeigt, wie Sie Ihr Denken, Handeln, Sprechen und Auftreten verändern und sich gegen Angriffe und Kritik wehren können. So werden Sie überzeugend selbstsicher und souverän in allen Lebenslagen.

Fischer Taschenbuch Verlag

Frank Wildman
Feldenkrais
Übungen für jeden Tag

Aus dem Amerikanischen von Vukadin Milojevic

Band 12489

Die meisten Menschen sitzen, stehen und gehen nicht optimal. Gerade der typische Büroalltag führt leicht zu Verspannungen und irgendwann zu chronischen Beschwerden.

Die Übungen, die Frank Wildman für dieses Buch zusammengestellt hat, basieren auf dem Grundgedanken von Moshe Feldenkrais, daß es eine natürliche körperliche Intelligenz gibt, die durch geeignete Schulung selbst aktiv wird.

Die Lektionen sind speziell für alltägliche Beschwerden konzipiert. Sie sind einfach und meistens unauffällig auszuführen und helfen, akute Beeinträchtigungen und Streß abzubauen.

Fischer Taschenbuch Verlag